Kaustubh Thakare
Priti Charde
M. L. Bhongade

Aplicação de lasers na terapia periodontal e de implantes

Kaustubh Thakare
Priti Charde
M. L. Bhongade

Aplicação de lasers na terapia periodontal e de implantes

ScienciaScripts

Imprint

Any brand names and product names mentioned in this book are subject to trademark, brand or patent protection and are trademarks or registered trademarks of their respective holders. The use of brand names, product names, common names, trade names, product descriptions etc. even without a particular marking in this work is in no way to be construed to mean that such names may be regarded as unrestricted in respect of trademark and brand protection legislation and could thus be used by anyone.

Cover image: www.ingimage.com

This book is a translation from the original published under ISBN 978-3-330-65051-0.

Publisher:
Sciencia Scripts
is a trademark of
Dodo Books Indian Ocean Ltd. and OmniScriptum S.R.L publishing group

120 High Road, East Finchley, London, N2 9ED, United Kingdom
Str. Armeneasca 28/1, office 1, Chisinau MD-2012, Republic of Moldova, Europe
Printed at: see last page
ISBN: 978-620-8-13429-7

Capítulo 1 Introdução:

[3]Um dos principais objectivos da terapia periodontal é a remoção dos depósitos bacterianos e a prevenção da progressão da doença (Academia Americana de Periodontologia, 2001). [151133214104]Há ampla evidência de que a raspagem e o planeamento radicular (SRP) é um dos procedimentos mais utilizados para o tratamento da doença periodontal infecciosa (Ramjford et al. 1980, Baderston et al. 1981 , Cercek et al. 1983 , Baderston et al. 1984 , Lindhe et al. 1984). [4]Os scalers ultra-sónicos e a instrumentação manual são os procedimentos mais utilizados para o desbridamento radicular (Academia Americana de Periodontologia, 2000). A fim de conseguir uma instrumentação subgengival mais eficiente em profundidades de sondagem mais profundas, foram desenvolvidas pontas de scalers com diâmetros mais pequenos e comprimentos de trabalho mais longos. [1862214102]Os estudos clínicos que utilizaram estes instrumentos manuais modificados também relataram resultados semelhantes quando compararam os scalers ultra-sónicos para o desbridamento radicular (Torfason et al, 1979, Boretti et al, 1995 , Badersten et al, 1984 , Laurell et al, 1990). No entanto, o desbridamento mecânico da raiz leva a uma camada de esfregaço contendo bactérias, endotoxinas bacterianas e cemento radicular contaminado. [40]Além disso, a placa bacteriana e o cálculo não são completamente removidos dos septos interradiculares e das concavidades radiculares (Crespi et al., 2005) . [20]Individualmente ou coletivamente, estes factores podem dificultar o processo de cicatrização periodontal (Blomlof et al., 1996) . [74]Outra grande desvantagem dos scalers ultra-sónicos para o paciente e para o profissional é a formação de um aerossol contaminado (Holbrrok et al., 1978) . [121126]Na procura de um conjunto de instrumentos mais eficiente e menos difícil, os investigadores propuseram, por isso, os lasers como alternativa ou suplemento aos SRP na terapia periodontal (Morlock et al, 1992 , Neill e Mellonig et al, 1997).[6]Num estudo in vitro, Aoki et al. (1994) demonstraram a eficiência dos lasers de Er:YAG na remoção do cálculo subgengival sob irrigação com água e sugeriram que estes lasers poderiam ser utilizados clinicamente para a destartarização subgengival. Os resultados de vários estudos demonstraram que os lasers podem ser utilizados para remover não só o cálculo subgengival, mas também as camadas superficiais do cemento contaminado. [5]Ando et al. (1996) foram os primeiros a relatar o efeito bactericida do laser contra bactérias periodontopatogénicas. Também se coloca a hipótese de que o laser não só elimina as bactérias, mas também inativa as toxinas bacterianas que se difundem no cemento radicular. [144]Também foi relatado que não se desenvolve uma camada de esfregaço na superfície irradiada com laser, em contraste com a destartarização manual e

o alisamento radicular, após os quais é frequentemente observada uma camada de esfregaço (Polson et al, 1984). Este facto sugere uma vantagem potencial da terapia periodontal com laser, uma vez que a presença de uma smear layer tem sido relatada como prejudicando a cicatrização dos tecidos periodontais, potencialmente inibindo ou retardando a recolocação de células na superfície da raiz.

[13739]Mais recentemente, os lasers têm sido utilizados na terapia periodontal para o tratamento de tecidos moles (AAP, 2002 , Cobb et al, 2006 , Coluzzi et al, 2007). [139]Diferentes tipos de lasers têm sido utilizados para gengivectomia, gengivoplastia e frenectomia (Pick et al., 1993) . Em comparação com a utilização de um bisturi convencional, os lasers podem cortar, ablacionar e remodelar os tecidos moles orais mais facilmente, sem sangramento ou com o mínimo de dor e sem ou com poucas suturas. [193]Por vezes, a cirurgia a laser não requer anestesia local ou requer apenas anestesia local (White et al, 1991). [108]A baixa contração da ferida e a cicatrização mínima são outras vantagens da cirurgia a laser que não se verificam na cirurgia com bisturi (Luomanen et al., 1987). A terapia periodontal tem como objetivo prevenir a doença, abrandar ou parar a progressão da doença, regenerar o tecido periodontal perdido e manter os objectivos de tratamento alcançados. [1006667129130185]Na cirurgia periodontal, a cicatrização dos tecidos pode ser acompanhada pela migração apical de células epiteliais, o que impede a regeneração e a restauração da inserção periodontal perdida devido à doença periodontal (Kutsch et al, 1993 , Gotlow et al, 1986, Gotlow et al, 1984 , Nyman et al,1982 , Nyman et al,1982 , Tal et al, 1985). A formação de novo tecido conjuntivo e a regeneração do cemento podem ser conseguidas utilizando células do ligamento periodontal. [231092410787]Vários métodos de tratamento, tais como a utilização de diferentes tipos de enxertos ósseos, a desmineralização da superfície radicular, a regeneração tecidular guiada (RTG) ou a aplicação de factores de crescimento e de Emdogain, têm sido utilizados com diferentes graus de sucesso para conseguir a regeneração periodontal (Bowers et al. 1989 , Lynch et al. 1989 , Brunsvold & Mellonig 1993 , Lowenguth & Blieden 1993 , Karring et al. 1997). O desbridamento de superfícies radiculares periodontalmente doentes em procedimentos de regeneração periodontal é normalmente efectuado com instrumentos manuais ou scalers ultra-sónicos. [1921]No entanto, a formação de uma smear layer após a destartarização mecânica e o alisamento radicular tem-se revelado prejudicial para a cicatrização do tecido periodontal, uma vez que pode inibir a reinserção de células na superfície radicular (Blomlof & Lindskog et al, 1995 , Blomlof et al. 1997). De forma a melhorar a biocompatibilidade e o condicionamento da superfície radicular, vários investigadores propuseram a utilização do laser como terapia alternativa ou

complementar durante os procedimentos de regeneração periodontal, pelo que o objetivo desta revisão é determinar o estado da arte na utilização do laser em periodontologia e a sua utilização na terapia periodontal não cirúrgica, na desintoxicação da superfície radicular, na cirurgia óssea regenerativa e ressectiva e no tratamento de lesões de peri-implantite.

Nos últimos 100 anos, os dispositivos de corte mecânico utilizados em medicina dentária sofreram um desenvolvimento significativo. Um dos desenvolvimentos mais interessantes na tecnologia médica é o laser. Na última década, registou-se uma verdadeira explosão de investigação sobre as aplicações clínicas dos lasers na prática dentária. [th]Desde o final do século XX, o desenvolvimento de dispositivos dentários a laser baseados em interações fotomecânicas tem registado um aumento contínuo. [th]Os correios franceses emitiram recentemente um selo comemorativo que representa as cinco maiores inovações científicas do século XX. Em medicina, o laser é utilizado com êxito desde meados dos anos 60 para a fotocoagulação precisa da retina. Os oftalmologistas foram, por conseguinte, os pioneiros na aplicação do laser. Desde então, os lasers têm sido utilizados em muitas aplicações industriais e científicas, o que, por sua vez, desencadeou desenvolvimentos novos e inovadores. Outrora considerada uma tecnologia complexa com aplicações limitadas na medicina dentária clínica, existe uma consciência crescente da utilidade dos lasers no arsenal da prática dentária moderna, onde podem ser utilizados como complemento ou alternativa aos métodos tradicionais. [111]Com base na teoria da emissão espontânea e estimulada de radiação de Albert Einstein, Maiman desenvolveu o primeiro protótipo de laser em 1960. O dispositivo de Maiman utilizava um meio de cristal de rubi que emitia uma luz radiante coerente a partir do cristal quando estimulado por energia, tendo assim sido criado o laser de rubi. A história do laser, tal como a da física moderna, começa com Einstein. [48]Em 1917, a emissão estimulada foi discutida pela primeira vez no seu ensaio "On the quantum theory of radiation" na revista Physikialische Zeil . [65]Em 1954, Townes e Gordon construíram o primeiro laser de micro-ondas, mais conhecido por "MASER", um acrónimo de "Microwave Amplification by Stimulated Emission of Radiation". [161]Em 1958, Schawlow e Townes propuseram a possibilidade de utilizar esta emissão estimulada para amplificar a luz. [111]Em maio de 1960, Theodore Maimen, da Hughes Aircraft, produziu o primeiro laser. Utilizou um rubi como meio laser. [201]Um dos primeiros relatórios sobre a interação da luz laser com os tecidos foi elaborado por Zaret, que mediu os danos causados pelos lasers na retina e na íris de coelhos. [168]Pouco tempo depois, em 1961, Snitzer publicou o protótipo do laser Nd:YAG. [83]Em 1961, foi desenvolvido o primeiro laser de gás por Javan et al. Foi o primeiro laser contínuo a utilizar hélio-neão. Em 1964, o Prémio Nobel pelo desenvolvimento do laser foi atribuído a Townes, Basor e Prokhovov. [136]O laser de CO2 foi inventado em 1965 por Patel et al. . [62179]A primeira aplicação de um laser nos tecidos dentários foi registada em 1972 por Goldman , e Stern e Sognnaes publicaram um artigo que descrevia os efeitos do laser de rubi no esmalte e na dentina. [12]Em 1975, o excimer laser foi desenvolvido pela "AYCO" . [143]Polanyi utilizou clinicamente o laser de CO2 em 1970. [15]Em 1990, Ball propôs a aplicação oftalmológica do laser de rubi. [124123]No entanto, a relação atual da medicina dentária com os lasers remonta a um artigo publicado em 1985 por Myers e em 1989 por Myers , que descrevia a remoção in vivo de cáries dentárias utilizando um laser oftálmico Nd:YAG modificado. Mais tarde, foi sugerido que o laser Nd:YAG também poderia ser utilizado para cirurgia oral de tecidos moles, o que acabou por conduzir à atual relação entre os lasers e a periodontologia clínica, uma vez que se percebeu que os lasers concebidos para a remoção de tecidos moles não eram adequados para o tratamento de tecidos dentários duros. [194]O laser Nd:YAG não era adequado para o tratamento de cáries dentárias, uma vez que era difícil cortar tecidos duros e a sua ação penetrante profunda causava potenciais danos na polpa. Quando se utilizava o laser de CO2, observavam-se repetidamente fissuras com fragmentação e carbonização da cavidade, bem como fusão e reconsolidação no esmalte e/ou na dentina. Por isso, os primeiros lasers dentários aprovados pela US Food and Drug Administration, nomeadamente os lasers de CO2, Nd:YAG e de díodo, só foram aceites para procedimentos nos tecidos moles orais em periodontologia. Uma vez que os tecidos periodontais são constituídos não só por tecidos moles, mas também por tecidos duros, e que os sistemas laser anteriores não se tinham revelado eficazes para o tratamento de tecidos duros, foi necessário desenvolver um novo sistema laser. Os lasers mais promissores para a cirurgia de tecidos duros são o laser de érbio:YAG (comprimento de onda de 2940 nm) e o laser de érbio-crómio-ítrio-escândio-gálio-garnet (Er,Cr:YSGG) (2790 nm). [69]A absorção do laser Er:YAG na água é cerca de 2,5, 10 e 15.000 vezes superior à dos lasers Er,Cr:YSGG, CO2 e Nd:YAG ( ). Devido à elevada absorção nas moléculas de água, a família de lasers de érbio demonstrou ser capaz de ablacionar eficazmente tecidos moles e duros sem danificar os tecidos mais profundos. Em 1997.

A palavra "laser" é uma abreviatura de "amplificação da luz por emissão estimulada de radiação". É um dispositivo que gera radiação electromagnética coerente. A radiação laser caracteriza-se por uma baixa divergência do feixe e, com algumas excepções, por um comprimento de onda claramente definido. A primeira letra da sigla deve mudar consoante o tipo de radiação, e o termo laser foi inicialmente reservado à luz visível, mas é agora utilizado para qualquer tipo de radiação electromagnética gerada desta forma. Por conseguinte, também se pode dizer laser de micro-ondas (em vez de maser) ou laser de infravermelhos (em vez de iraser). A maioria dos lasers utilizados para fins médicos e dentários funciona no espetro do vermelho ao infravermelho.

Desenho a laser:

Todos os lasers têm elementos básicos semelhantes:

A. *Meio laser*

- O que é que pode ser sólido, líquido ou gasoso?

- O laser de Maiman utilizava um meio sólido - um cristal de rubi.

- Regra geral, o meio laser dá o nome ao laser, por exemplo

  - Laser de rubi (fixo)
  - Nd :YAG (sólido)
  - Laser de corante (líquido)
  - CO_2 (gás) e árgon (gás)
  - Laser de semicondutores

B. *Fonte de energia*

Os átomos ou moléculas do meio laser devem ser excitados de modo a que sejam emitidos protões de luz laser. A energia para tal pode ser fornecida por uma descarga eléctrica, por potentes lâmpadas de xénon ou mesmo por outro laser.

C. *Ressonador ótico/carcaça de orelha*

É um conjunto de espelhos que amplificam o efeito do laser e asseguram que a luz tem uma propriedade única quando emerge do laser.

A luz laser é gerada pelo bombeamento (energização) de uma substância específica, denominada meio de ganho, numa câmara de ressonância. Os diferentes sistemas laser são normalmente designados pelos componentes do meio de ganho, mas três factores são importantes para as propriedades finais da luz laser: a composição do meio de ganho, a fonte de energia da bomba e a conceção da câmara de ressonância. Além disso, tanto o sistema de entrega do laser (por exemplo, fibra ótica ou braço articulado com espelhos) como a ponta de aplicação são de extrema importância clínica, uma vez que podem determinar a facilidade de utilização, a gama de aplicações e a eficiência energética de um sistema laser.

Transmissão da luz laser: A luz pode ser transmitida por diferentes mecanismos. Há alguns anos, um laser portátil significava segurar um laser maior, com várias centenas de quilos, normalmente do tamanho de uma secretária, sobre o doente. Embora a ideia fosse cómica na altura, está a tornar-se mais realista à medida que a tecnologia laser continua a produzir lasers mais pequenos e mais leves. É provável que, no futuro, os lasers portáteis sejam utilizados rotineiramente em medicina dentária.

1. Braços articulados: A luz laser pode ser transmitida através de braços articulados, que são dispositivos muito simples mas elegantes. °Os espelhos são montados num ângulo de 45 em relação aos tubos que transportam a luz laser. Os tubos podem ser rodados em torno do eixo normal dos espelhos. Isto resulta numa enorme flexibilidade do braço e na transmissão da luz laser. Este tipo de braço é normalmente utilizado com lasers de CO_2. As desvantagens do braço incluem o contrapeso do braço e a capacidade limitada de se mover em linha reta.

2. Fibra ótica: A luz laser pode ser transmitida através de uma fibra ótica, que é frequentemente utilizada para lasers de infravermelhos próximos e visíveis. A luz fica retida no vidro e propaga-se através da fibra num processo designado por reflexão interna total.

   As fibras ópticas podem ser muito pequenas. Podem ter décimos de micrómetro ou mais de centenas de micrómetros de diâmetro.
   - As *vantagens* das fibras de vidro são o facto de serem facilmente acessíveis e transmitirem intensidades de luz elevadas quase sem perdas.
   - A *desvantagem* é que o feixe já não está colimado e coerente quando emerge da fibra, o que limita o tamanho do ponto focal.

3. Guias de ondas ocas: Tubos com paredes interiores espelhadas que permitem que a energia seja reflectida através do tubo. A alteração da posição pode afetar o desempenho.

4. Espelho com lentes fixas: O sistema mais antigo e menos flexível de transmissão de energia laser. Atualmente, é pouco utilizado em medicina e medicina dentária.

Tipo de aplicação do laser

Uma vez produzido o laser, a sua potência de saída pode ser fornecida nos seguintes modos.

1 . Onda contínua: No modo de onda contínua, a amplitude do feixe de saída é expressa em watts. Neste modo, o laser emite continuamente radiação com uma potência constante de 10 a 100 W. Exemplo: Laser de CO2

2　Cortada: A saída de uma onda contínua pode ser interrompida por um obturador que "corta" o feixe em sequências de impulsos curtos. A velocidade do obturador é de 100 a 500 ms

3　[-6]Controlado: O termo "superpulsado" é utilizado para descrever a saída de um laser com uma potência de pico elevada e uma duração de impulso curta, normalmente na ordem das centenas de microssegundos (1 ms = 1x10 seg). O impulso gerado durante a superpulsação pode ter uma taxa de repetição de 50 a 250 impulsos por segundo, o que permite que a potência do laser pareça quase contínua durante o funcionamento.

4　Pulsado: Os lasers podem ser controlados eletronicamente ou pulsados. Este tipo de controlo permite comprimir a duração dos impulsos, o que leva a um aumento correspondente da potência de pico, que é muito superior à dos lasers de onda contínua convencionais.

5　Superpulsado: A duração do impulso é de um centésimo de microssegundo

6　Ultra-pulso: Este modo gera um impulso de saída de potência de pico elevado que é mantido durante mais tempo e fornece mais energia em cada impulso do que no modo superpulsado A duração do ultrapulso é ligeiramente mais curta

7　Q-Scotched: Com este modo, é possível obter impulsos ainda mais curtos e mais intensos. Várias centenas de milijoules de energia podem ser espremidos em impulsos de nanossegundos.

8 . Pulsação por lâmpada de flash: Nestes sistemas, é utilizada uma lâmpada de flash para bombear o meio laser, normalmente no caso dos lasers de estado sólido.

Os lasers podem ser utilizados em modo focado ou em modo desfocado. No *modo focado*, o feixe de laser atinge o tecido no seu ponto focal ou no seu diâmetro mais pequeno. Este diâmetro depende do tamanho da lente utilizada. Este modo também pode ser designado por modo de corte. Por exemplo, na realização de biopsias. O outro método é o *modo desfocado*. Aqui, o modo é afastado do plano geral. O feixe que atinge o tecido tem um diâmetro maior, de modo que uma área maior do tecido é vaporizada. No entanto, a intensidade do laser/densidade de potência é menor. Este método é também conhecido como modo de ablação. Por exemplo, para frenectomias; para a remoção de hiperplasia papilar inflamatória.

Modo de contacto e modo sem contacto: No modo de contacto, a ponta da fibra é
em contacto com o tecido. O tecido carbonizado forma-se na ponta da fibra ou no contorno do tecido e aumenta a absorção da energia laser e os efeitos tecidulares resultantes. A carbonização pode ser removida com um jato de água, sendo neste caso necessário um pouco mais de energia para obter resultados que poupam tempo. A vantagem é que o operador tem uma opção de controlo. No modo sem contacto, a ponta da fibra é colocada longe do tecido alvo. No modo sem contacto, o profissional trabalha com controlo visual utilizando um feixe de mira ou observando o efeito de tecido resultante.

Classificação dos lasers:
Tradicionalmente, os lasers têm sido classificados de acordo com a construção física do laser (por exemplo, gás, líquido, estado sólido ou díodo semicondutor), o tipo de meio laser (por exemplo, érbio: granada de ítrio e alumínio (Er:YAG)) e o grau de risco para a pele ou para os olhos em caso de exposição acidental. Os lasers estão comercialmente disponíveis na Austrália para utilização na prática dentária desde 1990 e os sistemas atualmente disponíveis representam um elevado nível de desenvolvimento técnico, tanto em termos de desempenho como de facilidade de utilização.

I-Tipos de laser comuns em medicina dentária

Laser type	Construction	Wavelength(s)	Delivery system(s)
Argon	Gas laser	488, 515nm	Optical fibre
KTP	Solid state	532nm	Optical fibre
Helium-neon	Gas laser	633nm	Optical fibre
Diode	Semiconductor,	635, 670, 810, 830, 980nm	Optical fibre
Nd:YAG	Solid state	1064nm	Optical fibre
Er,Cr:YSGG	Solid state	2780nm	Optical fibre
Er:YAG	Solid state	2940nm	Optical fibre, waveguide, articulated arm
CO2	Gas laser	9600, 10600nm	Waveguide, articulated arm

II classificação dos lasers de acordo com o potencial de perigo

Class	Risk	Example
I	Fully enclosed system	Nd:YAG laser welding system used in a dental laboratory
II	Visible low power laser protected by the blink reflex	Visible red aiming beam of a surgical laser

IIIa	Visible laser above 1 milliwatt	No dental examples
IIIb)	Higher power laser unit (up to 0.5 watts) which may or may not be visible. Direct viewing hazardous to the eyes	Low power (50 milliwatt)diode laser used for biostimulation
IV	Damage to eyes and skin possible. Direct or indirect viewing hazardous to the eyes	All lasers used for oral surgery whitening, and cavity preparation

III - Com base no comprimento de onda:

Laser suave: Os lasers suaves são lasers com menor potência e um comprimento de onda de cerca de 632 mm. Por exemplo, He-Ne, díodo.

São utilizados para aliviar a dor e promover a cicatrização, por exemplo, no caso de úlceras aftosas.

Lasers rígidos: Os lasers com sistemas laser conhecidos para possíveis aplicações cirúrgicas são designados por lasers rígidos. Por exemplo: CO_2, Nd:YAG, árgon, Er:YAG, etc.

IV - Com base na pulsação:

Pulsado - o feixe não é contínuo, ou seja, é de curta duração.

Não pulsado - o feixe é contínuo e de duração fixa.

Parâmetros do laser

Existem duas categorias de parâmetros laser: inerentes e controlados pelo utilizador. Os parâmetros inerentes são fixos, mas podem variar de sistema para sistema.

Estes incluem o comprimento de onda, o modo de feixe (gaussiano, multimodo), o tipo de feixe (onda contínua, pulsado, Q-switched) e a gama de potência. O termo "modo de feixe" refere-se à distribuição espacial da potência no feixe, que é normalmente gaussiana, ou seja, a potência está concentrada no centro. O ressoador laser pode ser concebido de modo a que um único modo possa ser selecionado e o sistema se torne então "bloqueado por modo". No entanto, se este feixe for conduzido através de uma fibra ótica, o modo único é destruído e é criado um perfil multimodo, eliminando o "ponto quente" no centro. Isto tem a vantagem de produzir uma saída uniforme ao longo de um diâmetro de feixe exato. Os parâmetros controlados pelo utilizador incluem a potência de saída, o tempo de irradiação e a dimensão da área irradiada.

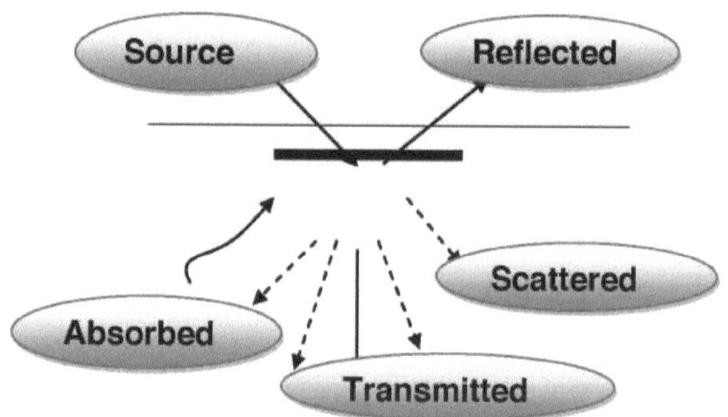

Interação laser-tecido (RATS)

Quando a luz laser atinge o tecido, é absorvida, reflectida, dispersa ou transmitida em vários graus e combinações.

A absorção resulta na transferência da energia dos fotões para o tecido, provocando uma reação térmica ou não térmica, dependendo do comprimento de onda e da energia dos fotões incidentes no feixe. Os lasers são muito específicos em termos de pigmentos e a adição de um pigmento a uma área não pigmentada resulta num aumento da absorção. Uma vez que o tecido é composto por células e moléculas específicas, a radiação pode ser absorvida superficialmente ou em profundidade, dependendo da própria radiação e da concentração destas células e moléculas em diferentes profundidades do tecido. Consequentemente, a energia depositada nas camadas mais profundas pode ser maior do que a depositada nas camadas superficiais. Os efeitos não térmicos podem ser classificados em efeitos fotoquímicos e fotoquímicos. No caso dos efeitos fotoquímicos, que incluem a bioestimulação, pouco se sabe sobre estes efeitos. Baseiam-se na irradiação com potência laser medida em miliwatts e não provocam efeitos de temperatura ou provocam apenas efeitos menores, enquanto a energia absorvida provoca alterações nas propriedades químicas e físicas dos átomos e das moléculas. Os processos fotoquímicos podem transformar-se em efeitos fototérmicos se a densidade de energia for aumentada. Os efeitos fotoquímicos incluem a fotoablação e a fotodisrupção. Na fotoablação, as ligações atómicas e moleculares do tecido alvo são quebradas sem danificar o tecido vizinho. Apenas os lasers de excímero (que funcionam na gama ultravioleta) são capazes de emitir radiação com energia suficientemente elevada para dissociar as ligações atómicas e moleculares desta forma. A fotodisrupção utiliza lasers com uma energia muito elevada e uma duração de impulso muito curta para criar um "plasma" (uma nuvem de partículas ionizadas cuja carga total é neutra) que destrói mecanicamente o tecido, gerando uma onda de choque secundária.

Vantagens dos lasers:

Devido às propriedades fotofísicas dos lasers, a irradiação laser tem um forte efeito ablativo, hemostático, desintoxicante e bactericida no corpo humano. Estes efeitos podem revelar-se benéficos no tratamento periodontal, particularmente no corte fino de tecidos moles e no desbridamento de tecidos doentes. Na terapia periodontal, o tratamento com laser pode, portanto, servir como alternativa ou complemento aos procedimentos mecânicos. Os sistemas laser introduzidos anteriormente revelaram fortes efeitos térmicos secundários que levaram à fusão, fratura e carbonização de tecidos duros, como as raízes e o osso. No entanto, os lasers Er:YAG e Er,Cr:YSGG, recentemente desenvolvidos, podem ablacionar com segurança tanto os tecidos moles como os duros com irrigação de água e são adequados para tratamentos periodontais como a destartarização, o desbridamento e a cirurgia óssea, tendo efeitos térmicos mínimos. Assim, o grupo do laser de érbio provou ser um sistema laser promissor para abordagens de tratamento periodontal em tecidos duros. As vantagens dos lasers podem ser resumidas da seguinte forma:

1. Menos hemorragias para controlar.
2. Menos dores - menos necessidade de prescrever analgésicos.
3. Menor necessidade de pensos pós-operatórios - os vasos linfáticos ajudam a selar.
4. Menor necessidade de anestesia local - poupa tempo em muitos procedimentos.
5. Os doentes apreciam a tecnologia.
6. Menos complicações pós-operatórias - menos colonização microbiana.
7. Menos danos nos tecidos residuais após a operação.

Vantagens dos lasers nos procedimentos cirúrgicos:
1. Sela os vasos linfáticos e reduz a necessidade de pensos pós-operatórios.
2. Encolhe os capilares e assegura uma melhor hemostase.
3. Despolariza os nervos, reduzindo assim a dor pós-operatória.
4. Destrói muitas colónias bacterianas e virais para reduzir **as consequências** pós-operatórias **Vantagens da cirurgia laser em comparação com a terapia convencional**

LaserConvencional

Postsurgical bacterial and viral activity	reduced	----------------
hemostasis	improved	----------------
Depolarization of nerve endings	depolarized	no
Post surgical dressings	Reduced need	May be needed
Healing period	rapid	slow
Patient acceptance	higher	less
Post operative swelling	reduced	----------------

Desvantagens dos lasers
1. O elevado custo financeiro de um dispositivo laser constitui um obstáculo significativo à utilização de lasers no tratamento periodontal.
2. Cada laser tem propriedades diferentes devido aos seus diferentes comprimentos de onda. Por conseguinte, os utilizadores de laser devem conhecer as caraterísticas básicas de cada laser. No entanto, poucas instituições académicas oferecem formação adequada e sistemática para a utilização de lasers em medicina dentária.
3. A irradiação incorrecta de dentes e bolsas periodontais com lasers pode danificar as superfícies do dente e da raiz, bem como o aparelho de fixação no fundo da bolsa.
4. Devem também ser tidos em consideração possíveis danos no osso subjacente e na polpa dentária.

Riscos e precauções associados à utilização clínica de lasers:
1. Cuidado antes e durante a irradiação Utilizar óculos de proteção para

proteger os olhos (doente, operador e assistentes)

- Medidas de precaução em caso de irradiação não intencional e de reflexão a partir de superfícies metálicas brilhantes
- Proteção da faringe e dos tecidos orais do paciente fora do local alvo
- Controlo preciso através de pedal
- Extração adequada a alta velocidade para captar a pluma laser

2. Risco de lesões térmicas ao interagir com o tecido

- Compreender a profundidade de penetração dos lasers individuais
- Danos térmicos na superfície da raiz, tecido gengival, polpa e tecido ósseo
- Utilização eficaz do jato de água para minimizar a produção de calor

3. Risco de destruição excessiva dos tecidos devido à ablação direta e aos efeitos secundários térmicos

- Erosão excessiva das superfícies radiculares e do tecido gengival durante a irradiação da bolsa
- Destruição do dispositivo de fixação no fundo do bolso durante a irradiação do bolso
- Alterações da superfície óssea e radicular durante procedimentos cirúrgicos nos tecidos moles das gengivas ou durante a irradiação da bolsa
- Danos no esmalte dos dentes devido a irradiação indesejada.

Restaurar a superfície do tecido conjuntivo dos dentes com uma história de doença periodontal é o principal objetivo da terapia periodontal. [2, 72106]As superfícies radiculares periodontalmente doentes estão hipermineralizadas e contaminadas com substâncias citotóxicas e outras substâncias biologicamente activas, especialmente endotoxinas, que desempenham um papel crucial na prevenção da formação de novo tecido conjuntivo na superfície radicular exposta. Na fase inicial da terapia periodontal, o desbridamento da superfície radicular doente é geralmente efectuado de forma não cirúrgica, através de destartarização mecânica e aplainamento radicular, principalmente com instrumentos manuais ou motorizados. [20]No entanto, após o alisamento radicular, a superfície radicular instrumentada é inevitavelmente coberta por uma camada de esfregaço que contém restos de cálculo, cemento radicular contaminado, endotoxina bacteriana e placa subgengival. Para além disso, o acesso a áreas como as furcações e os sulcos é limitado devido à complicada anatomia da raiz. Além disso, o desbridamento mecânico convencional com curetas continua a ser tecnicamente exigente e moroso, e os scalers eléctricos causam por vezes desconforto e stress aos pacientes devido ao ruído e à vibração.

Nos últimos anos, tem-se antecipado que a utilização da radiação laser poderia servir como alternativa ou suplemento à terapia periodontal mecânica convencional. [6, 8,5,51]Várias propriedades benéficas, como os efeitos hemostáticos, a descamação selectiva ou os efeitos bactericidas contra os agentes patogénicos periodontopáticos, poderiam conduzir a melhores resultados de tratamento. Os comprimentos de onda dos lasers mais utilizados em periodontologia, que incluem os lasers de díodo semicondutor, o laser Nd:YAG (dopado com neodímio: ítrio, alumínio e granada), o laser Er:YAG (dopado com érbio: ítrio, alumínio e granada) e o laser de dióxido de carbono (CO_2), variam entre 635 e 10 600 nm.

Estudos clínicos:

[146]Rafael et al. (2007) investigaram a aplicabilidade da terapia fotodinâmica no tratamento da periodontite agressiva através da análise de parâmetros clínicos. Foram incluídos 10 pares de dentes maxilares contralaterais com uma única raiz (10 incisivos laterais, 8 caninos e 2 pré-molares). Cada dente do par contralateral tinha uma profundidade de sondagem (PD) > 5 mm em pelo menos dois lados do dente. Em cada par contralateral, um dente foi aleatoriamente tratado por um teste

da moeda com raspagem subgengival e planeamento radicular (SRP) usando instrumentos manuais, enquanto o outro dente foi tratado com terapia fotodinâmica (PDT, comprimento de onda 690 nm em conjunto com um fotossensibilizador de fenotiazina) usando uma fonte de laser. A avaliação clínica do índice de placa (IP), do índice gengival (IG), da hemorragia à sondagem (BOP), da profundidade de sondagem (PD), da recessão gengival (GR) e do nível de inserção clínica relativa (RCAL) foi efectuada no início e três meses após o tratamento, utilizando uma sonda periodontal automatizada. Os resultados mostraram que a PI no início do tratamento era de 1,0 ± 0,6 em ambos os grupos. Na avaliação aos 3 meses, os níveis de placa bacteriana foram reduzidos e mantiveram-se baixos durante todo o estudo. Após 3 meses, registou-se uma redução significativa do GI e do BOP em ambos os grupos. A DP média diminuiu no grupo PDT de 4,92 mm no início do estudo para 3,49 mm aos 3 meses e no grupo SRP de 4,92 mm no início do estudo para 3,98 mm aos 3 meses. O RCAL médio diminuiu de 9,93 mm no início do estudo para 8,74 mm aos 3 meses no grupo PDT e de 10,53 mm no início do estudo para 9,01 mm aos 3 meses no grupo SRP. Os autores concluíram que a PDT e a SRP apresentaram resultados clínicos semelhantes no tratamento não cirúrgico da periodontite agressiva.

[41]Crispi et al. (2007) compararam os resultados do tratamento não cirúrgico da doença periodontal utilizando um laser Er:YAG com um raspador ultrassónico para o desbridamento radicular. Vinte e cinco pacientes com uma profundidade de bolsa > 4 mm foram incluídos no estudo. Cinquenta quadrantes, 30 na maxila e 20 na mandíbula, foram divididos igualmente entre os lados direito e esquerdo. Os dentes de um lado foram tratados com o laser Er:YAG, enquanto os dentes do lado contralateral foram tratados com o raspador ultrassónico. Os dados clínicos de base, incluindo o índice de placa, o índice gengival, a profundidade de sondagem (PD) e o nível de inserção clínica (CAL), foram registados antes do tratamento e após 3 meses, 1 e 2 anos. Os resultados mostraram que existiam diferenças estatisticamente significativas na PD entre os grupos de teste e de controlo para bolsas de 1 a 4 mm, 5 a 6 mm e >7 mm. No entanto, não houve diferenças significativas entre os grupos de teste e de controlo em termos de aumento da CAL para bolsas de 1 a 4 mm, mas foram encontradas diferenças estatisticamente significativas entre os grupos de teste e de controlo para bolsas de 5 a 6 mm e >7 mm. Os autores concluíram que o tratamento periodontal com o laser Er:YAG resultou em melhorias estatisticamente significativas na DP e no aumento da CAL em comparação com o tratamento com o scaler ultrassónico no seguimento

de dois anos, particularmente em bolsas médias e profundas.

[120]Mortiz et al. (1998) investigaram o efeito a longo prazo da terapia com laser de díodo nas bolsas periodontais para avaliar as suas capacidades bactericidas e a melhoria da condição periodontal. 50 pacientes foram divididos aleatoriamente em dois grupos, o grupo do laser e o grupo de controlo, e foram recolhidas amostras microbiológicas. Após a avaliação dos índices periodontais, incluindo a hemorragia à sondagem e a profundidade das bolsas, os pacientes receberam instruções sobre higiene oral e terapia de raspagem. As bolsas mais profundas de cada quadrante dos pacientes do grupo do laser foram analisadas microbiologicamente. Posteriormente, todos os dentes do grupo do laser foram tratados com o laser de díodo. O grupo de controlo recebeu o mesmo tratamento, mas foi lavado com H_2O_2 em vez da terapia laser. Após 6 meses, foram medidos os valores finais dos índices periodontais e outras amostras microbiológicas. A contagem bacteriana total e bactérias específicas, tais como Actinobacillus actinomycetemcomitans, Prevotella intermedia e Porphyromonas gingivalis, foram registadas de forma semi-quantitativa. Os resultados mostram que a redução das bactérias com a terapia com laser de díodo foi significativamente melhor do que no grupo de controlo. O índice de hemorragia durante a sondagem melhorou em 96,9% no grupo do laser, mas apenas em 66,7% no grupo de controlo. As profundidades das bolsas foram mais reduzidas no grupo do laser do que no grupo de controlo. Os autores chegaram à conclusão de que o laser de díodo tinha um efeito bactericida para além de remover o cálculo e ajudava a reduzir a inflamação nas bolsas gengivais. Em combinação com a destartarização, a terapia com laser de díodo apoia a cicatrização das bolsas periodontais através da eliminação das bactérias.

[163]Schwarz et al. (2006) compararam a eficácia de um laser Er:YAG com a da destartarização e alisamento radicular no tratamento periodontal não cirúrgico. Foram selecionados 20 pacientes com destruição periodontal moderada a avançada e os quadrantes de cada paciente foram distribuídos aleatoriamente, num desenho de boca dividida, por um laser Er:YAG com uma energia de 160 mJ/pulso e 10 Hz ou raspagem e alisamento radicular (SRP) com instrumentos manuais. Foram efectuadas avaliações clínicas do índice de placa (IP), índice gengival (IG), hemorragia à sondagem (BOP), profundidade de sondagem (PD), recessão gengival (GR) e nível de inserção clínica (CAL) antes e 3 e 6 meses após o tratamento. Amostras de placa subgengival foram recolhidas em cada consulta e analisadas quanto à

presença de cocos, bastonetes imóveis, bastonetes móveis e espiroquetas utilizando microscopia de campo escuro. Os resultados mostraram que o PI permaneceu quase inalterado, enquanto houve uma redução significativa no GI em ambos os grupos após 6 meses. A BOP média diminuiu no grupo do laser de 56% no início para 13% aos 6 meses e no grupo da SRP de 52% no início para 23% aos 6 meses. A DP média diminuiu no grupo do laser de 4,9 mm no início para 2,9 mm após 6 meses e no grupo da SRP de 5,0 mm no início para 3,4 mm após 6 meses. A CAL média diminuiu no grupo do laser de 6,3 mm no início para 4,4 mm após 6 meses e no grupo da SRP de 6,5 mm no início para 5,5 mm após 6 meses. A redução da pontuação BOP e a melhoria da CAL foram significativamente mais elevadas no grupo do laser do que no grupo da SRP. Em ambos os grupos, verificou-se um aumento significativo de cocos e bastonetes imóveis e uma diminuição da quantidade de bastonetes móveis e espiroquetas. Os autores concluíram que o laser Er:YAG pode ser uma alternativa adequada para o tratamento periodontal não cirúrgico.

[118]Miyazaki et al. (2003) compararam a eficácia do tratamento com laser Nd:YAG e CO2 com a da destartarização ultra-sónica como monoterapia, analisando os parâmetros clínicos, a microflora subgengival e a interleucina-1 beta (IL-1 P) no fluido do cancro gengival (GCF). 18 pacientes, cada um dos quais com 2 ou mais locais com uma profundidade de sondagem superior a 5 mm, foram incluídos neste estudo clínico. Os 41 locais foram aleatorizados para tratamento apenas com laser de Nd:YAG (n = 14, 100 mj, 20 pps, 2,0 W, 120 segundos), apenas com laser de CO2 (n = 13, 2,0 W, 120 segundos) ou apenas com scaler ultrassónico (n = 14, potência máxima, 120 segundos). No início e após 1, 4 e 12 semanas, foram registadas as medições clínicas, o índice de placa (IP), o índice gengival (IG), a profundidade de sondagem (PD), o nível de inserção clínica (CAL) e a hemorragia à sondagem (BOP), e foram recolhidas amostras de placa subgengival e de GCF. Foi efectuada uma análise quantitativa de Porphyromonas gingivalis utilizando técnicas de reação em cadeia da polimerase (PCR) em tempo real. Os níveis de IL-ip foram determinados utilizando um ensaio de imunoabsorção enzimática (ELISA). Os resultados mostraram uma diminuição da inflamação e da DP nos três grupos após o tratamento. A análise microbiológica mostrou uma diminuição significativa de P. gingivalis nos grupos Nd:YAG e de destartarização após 1, 4 e 12 semanas, em comparação com a linha de base. A quantidade de GCF diminuiu significativamente nos grupos Nd:YAG e de destartarização após 12 semanas. A

quantidade de IL-ip aumentou no grupo CO2 desde a linha de base até à primeira semana. O grupo do Nd:YAG mostrou uma diminuição do IL-ip desde a primeira até às 12 semanas, o que não foi estatisticamente significativo. Os autores concluíram que o laser Nd:YAG e os tratamentos de destartarização ultra-sónicos mostraram melhorias significativas nos parâmetros clínicos e na microflora subgengival em comparação com a linha de base, mas não foram observadas diferenças significativas entre os três grupos.

[105]Liu et al (1999) investigaram os efeitos in vivo do tratamento com laser Nd:YAG nas superfícies radiculares, quando utilizado isoladamente ou em combinação com a destartarização e alisamento radicular convencionais (SRP), medindo os níveis de IL-ip crevicular. Foi analisado um total de 52 locais de 4 quadrantes de 8 pacientes. As localizações selecionadas de cada quadrante de cada paciente foram aleatoriamente atribuídas a um dos seguintes grupos de estudo: 1) tratamento com laser subgengival (20 pps, 150 mJ) no início 2) destartarização/planeamento radicular (SRP) no início 3) tratamento com laser subgengival (20 pps, 150 mJ) no início seguido de SRP 6 semanas mais tarde; ou 4) SRP no início e tratamento com laser subgengival 6 semanas mais tarde. Os parâmetros clínicos, tais como o índice gengival, o índice de placa e a profundidade de sondagem foram registados após a amostragem do GCF (para o ensaio de IL-1 p) no início e de quinze em quinze dias durante 12 semanas. Os resultados mostraram que todas as 4 modalidades de tratamento levaram a uma melhoria do índice gengival e de placa 2 a 3 semanas após o tratamento inicial. Estes efeitos positivos mantiveram-se durante mais 4 a 9 semanas, consoante a modalidade de tratamento. Em todos os grupos, foi observada uma melhoria clínica significativa em termos de uma diminuição do número de locais doentes e de uma redução da IL-1 p crevicular. O valor de IL-1 p foi significativamente mais baixo no grupo SRP do que no grupo de terapia laser durante as 12 semanas. O grupo com terapia laser SRP combinada mostrou uma maior redução da IL-ip 6 a 12 semanas após o tratamento do que o grupo com terapia laser isolada ou terapia laser SRP combinada. Os autores concluíram que a terapia com laser parece ser menos eficaz do que o tratamento tradicional com SRP. Das quatro modalidades de tratamento, a inclusão de SRP resultou numa melhor redução de IL-ip em comparação com as outras terapias sem SRP. Não foi encontrado nenhum benefício adicional quando o tratamento com laser foi usado em adição à terapia tradicional com SRP.

A terapia com laser ou terapia de bolsas assistida por laser pode ser uma nova abordagem promissora em periodontologia. Os primeiros estudos clínicos sobre a utilização de lasers no tratamento não cirúrgico de bolsas de periodontite começaram no início dos anos 90, utilizando um laser Nd:YAG. [77,35145] Alguns estudos clínicos relataram um elevado efeito bactericida da irradiação laser Nd:YAG nas bolsas periodontais, mas não foram registadas diferenças em comparação com a destartarização e o alisamento radicular. Os estudos que investigaram a utilização do laser de Nd:YAG isoladamente no tratamento de bolsas periodontais mostraram resultados variáveis, sendo o laser de Nd:YAG geralmente menos eficaz para o desbridamento radicular do que a terapia mecânica convencional. Com base nos resultados de estudos anteriores, o laser de CO2 não parece ser atualmente adequado para o tratamento não cirúrgico de bolsas periodontais, uma vez que este laser é menos eficaz no desbridamento radicular e tem o potencial de causar danos térmicos na bolsa periodontal e nos tecidos circundantes. O laser Er:YAG pode ser mais promissor para o desbridamento da superfície radicular, como a remoção de cálculos e a descontaminação, como adjuvante ou alternativa ao desbridamento mecânico. No entanto, não existem tendências claras que demonstrem a superioridade do laser em relação ao tratamento mecânico convencional. É necessário efetuar mais estudos clínicos e histológicos que avaliem a cicatrização periodontal após o tratamento não cirúrgico de lesões periodontais com laser para avaliar o valor do laser no desbridamento de depósitos microbianos nas superfícies radiculares.

Exames histológicos:

[47]Eberhard et al. (2003) compararam a eficácia da raspagem subgengival das superfícies radiculares periodontalmente afectadas com um laser Er:YAG versus a instrumentação manual in situ. 12 pacientes com periodontite crónica avançada não tratada foram selecionados para o estudo. As superfícies mesial e distal de 30 dentes com uma única raiz foram aleatoriamente atribuídas à instrumentação manual (SRP) ou à irradiação com laser Er:YAG. Após anestesia local dos dentes, a placa supragengival e o cálculo foram removidos. Foi feito um sulco à volta da circunferência do dente, ao nível da margem gengival, como ponto de referência para a posterior avaliação microscópica da superfície radicular subgengival. No primeiro grupo de 15 dentes (grupo I), o tratamento foi efectuado com instrumentos manuais. Num segundo grupo de 15 dentes (grupo II), foi utilizado o dobro do tempo para o tratamento com laser e para o desbridamento mecânico da superfície dentária correspondente. Antes e imediatamente após o tratamento, foram recolhidas amostras de placa subgengival para avaliação microbiológica através de cultura e análise de sondas de ADN. Os dentes foram extraídos e o cálculo

remanescente foi medido por planimetria digitalizada. A morfologia da superfície da raiz foi avaliada por microscopia eletrónica de varrimento, e as secções não detectadas foram analisadas para determinar o cálculo residual e a extensão da remoção do cemento após ambos os tratamentos. Os resultados mostraram que 68,4% da superfície da raiz estava livre de cálculo após o tratamento com laser, em comparação com 93,9% após o tratamento com SRP, quando ambos os tratamentos duraram o mesmo tempo (2,15 minutos). Quando a irradiação com laser durou o dobro do tempo da SRP, 83% da superfície radicular ficou livre de cálculo. A avaliação histológica mostrou que 73,2% da dentina da raiz estava completamente livre de cemento após a SRP, enquanto que apenas uma redução mínima do cemento foi observada após a irradiação com laser. Ambas as modalidades de tratamento levaram a uma redução semelhante dos periodontopatógenos. Os autores demonstraram que o laser Er:YAG foi menos eficaz em comparação com a SRP, mas poderia ser melhorado com períodos de tratamento mais longos.

[38]Coffelt et al. (1997) determinaram o valor limite da densidade de energia em que a erosão microbiana pode ser alcançada sem danificar a superfície radicular dos dentes humanos. O bastonete anaeróbio gram-negativo Escherkhia coli foi utilizado para o estudo. [2]7 colónias separadas de E. coli cultivadas em ágar caldo foram tratadas com um laser de CO2 em forma de onda pulsada com densidades de energia aproximadas de 3 a 10 J/cm . Um dos pares de colónias foi então analisado utilizando um microscópio eletrónico de varrimento (SEM) e o outro foi subcultivado para a deteção de micróbios viáveis. Foram obtidos vinte dentes com uma única raiz para serem tratados com o laser. As raízes de todos os dentes foram limpas com uma escovagem vigorosa em água corrente, ligeiramente descalcificadas com um raspador ultrassónico e depois desbridadas com um instrumento abrasivo de pó de ar. [22]De seguida, foram tratados com um laser de CO, novamente com um feixe pulsado com densidades de energia aproximadas de 3 a 110 J/cm, e examinados no MEV. [22]A densidade de energia limiar para a destruição bacteriana foi determinada em 11 J/cm e 41 J/cm para os danos radiculares. Os danos nas raízes foram caracterizados por carbonização, formação de crateras, fusão e reconsolidação do mineral da superfície e aumento da porosidade da superfície. Os autores chegaram à conclusão de que a uma densidade de energia entre 11 e 41
[2]J/cm : O laser de CO2 pode destruir colónias microbianas sem causar danos excessivos à superfície da raiz do dente.

[19]Yamagachi et al. (1997) 6 investigaram os efeitos da irradiação

laser Er:YAG nas superfícies radiculares utilizando um microscópio eletrónico de varrimento (SEM) e determinaram a capacidade do laser para remover lipopolissacáridos (LPS). A espetrofotometria de infravermelho foi utilizada para investigar os efeitos do laser sobre o LPS aplicado em pastilhas de dentina radicular. Para este estudo, foram preparados pré-molares que haviam sido extraídos por razões ortodônticas. As coroas foram ressecadas abaixo da junção esmalte-cimento, cortadas longitudinalmente e o conteúdo da câmara pulpar foi removido. De seguida, 15 pontas de raiz (5 x 5 x 1 mm) foram divididas em 3 grupos de 5 cada, como se segue: Grupo 1, pontas não tratadas; Grupo 2, pontas aplainadas em que as camadas de cimento foram deixadas intactas; e Grupo 3, pontas aplainadas até a superfície da dentina ser exposta. O centro de cada espécime foi utilizado como área experimental irradiada, enquanto a área periférica serviu como controlo. A quantidade de vapor emitida pelo laser Er:YAG foi muito aumentada e as áreas irradiadas mostraram poucas alterações morfogenéticas. A amostra liofilizada LPS 0111 B4 de E. coli foi depois misturada com brometo de potássio e comprimida numa pastilha, que foi analisada a 4,000650 Kayser. O LPS liofilizado tinha um pico a 2,94 microns. O LPS nas pastilhas de dentina radicular foi removido tanto quanto possível através de 150 lavagens em água sem pirogénio com um aparelho de limpeza ultrassónico. Cinco microlitros da solução de LPS 24 UE foram gotejados sobre as pastilhas de dentina radicular, que foram depois irradiadas com o laser Er:YAG e lavadas em água sem pirogénio com o aparelho de limpeza ultra-sónica. A quantidade de solução de LPS extraída foi determinada utilizando um espetrofotómetro a 405 nm. O laser de Er:YAG foi capaz de remover 83,1% do LPS. Os autores concluíram que a irradiação com laser Er:YAG pode ser útil para o condicionamento radicular na terapia periodontal.

No entanto, sugeriram a realização de ensaios clínicos para determinar o benefício, caso exista, do laser Er:YAG como parte da terapia periodontal.

[117]Misra et al. (1999) , investigaram o efeito do laser de CO_2 na superfície radicular periodontalmente afetada e compararam a sua eficácia com a do ácido cítrico, EDTA e peróxido de hidrogénio na remoção da smear layer na superfície radicular após o alisamento radicular. O estudo foi realizado em 50 dentes humanos de raiz única periodontalmente afectados com mau prognóstico. Imediatamente após a extração, os dentes foram raspados e aplainados com curetas Gracey; foram retiradas 50 amostras do lado proximal de cada dente e distribuídas aleatoriamente por um de quatro grupos. O grupo A (35

amostras) foi dividido em 7 subgrupos de 5 amostras cada e irradiado com um laser de CO2 em modo defocussed a 3 watts de potência durante 0,2, 0,4, 0,6, 0,8, 1,0, 1,2 e 1,4 segundos, respetivamente. Os grupos B, C e D (5 amostras cada) foram tratados com peróxido de hidrogénio a 6 %, solução de EDTA (pH 7,4) ou solução saturada de ácido cítrico (pH 1) durante 3 minutos cada. As amostras foram depois fixadas e analisadas com o SEM. Os resultados mostraram que uma camada de smear layer estava presente nas superfícies radiculares dos dentes aplainados; o laser de CO2 não foi capaz de remover a camada de smear layer nos locais que tinham sido irradiados durante 0,2, 0,4 ou 0,6 segundos com uma potência de 3W. Quando irradiado durante 0,8 segundos a uma potência de 3 W, a smear layer pôde ser removida, mas os túbulos dentinários ficaram parcialmente expostos. A superfície irradiada durante 1 segundo mostrou uma aparência plana com muitas aberturas claras dos túbulos dentinários. O diâmetro dos túbulos dentinários expostos não foi alterado, e o seu diâmetro era quase o mesmo que o dos túbulos dentinários normais. Um tempo de irradiação de 1,2 e 1,4 segundos resultou em carbonização e carbonização da superfície e foi completamente ineficaz na exposição dos túbulos dentinários; o peróxido de hidrogénio a 6% não removeu completamente a smear layer e os túbulos dentinários expostos não eram claros. O EDTA (pH 7,4) e o ácido cítrico (pH 1) mostraram-se eficazes na remoção da smear layer e na exposição dos túbulos dentinários, que apresentaram uma dilatação em forma de funil. Os autores concluíram que uma camada de smear layer superficial estava presente nas superfícies radiculares dos dentes aplainados. A irradiação com laser por 1 segundo a 3 W removeu completamente a smear layer e alterou apenas minimamente o diâmetro dos túbulos dentinários. O EDTA e o ácido cítrico também foram eficazes na remoção da smear layer, mas os túbulos dentinários expostos mostraram um alargamento em forma de funil.

[55]Gaspirc et al. (2001) compararam os efeitos dos lasers Er:YAG e Nd:YAG na morfologia, estrutura química e processos de difusão da superfície da raiz. 60 amostras de raízes foram irradiadas durante 1 minuto cada com 60 mJ/p, 80 mJ/p e 100 mJ/p com um laser Er:YAG ou com 0,5 W, 1,0 W e 1,5 W com um laser Nd:YAG. A microscopia eletrónica de varrimento (SEM) foi utilizada para determinar a morfologia, a espetroscopia de infravermelhos (IR) foi utilizada para avaliar as alterações na estrutura química e a ressonância paramagnética eletrónica unidimensional (EPRI 1-D) foi utilizada para estimar os coeficientes de difusão nas amostras de raízes dentárias. Os resultados

mostraram que o tratamento com laser Er:YAG levou à formação de crateras profundas com dentina exposta. As alterações morfológicas da superfície da raiz após a irradiação com laser de Nd:YAG incluíram fissuras, crateras, fusão do mineral da raiz e a formação de glóbulos porosos ressolidificados. O laser Er:YAG não alterou a intensidade dos picos de amida I, II ou III. Em contrapartida, o tratamento com o laser Nd:YAG na potência máxima de 1,5 W reduziu a intensidade dos picos de amida II e III em comparação com o controlo. Os coeficientes de difusão foram significativamente aumentados em todas as amostras de raízes tratadas com Er:YAG e Nd:YAG. Os autores concluíram que o laser Er:YAG apenas afecta a morfologia e os processos de difusão das superfícies das raízes, enquanto o laser Nd:YAG também altera a estrutura química das proteínas das raízes.

[53]Frentzen et al. (2002) examinaram os efeitos histológicos de um laser Er:YAG em superfícies radiculares doentes cobertas com cálculo, utilizando a avaliação microscópica de luz em combinação com a microscopia eletrónica de varrimento. Os resultados foram comparados com o desbridamento mecânico. Foram identificadas áreas de cálculo subgengival em 40 dentes humanos recém-extraídos. Cada uma destas áreas foi dividida aleatoriamente em 2 partes iguais. O local de controlo foi tratado com destartarização e alisamento radicular ou com um dispositivo ultrassónico. O local de teste foi limpo com um laser Er:YAG. O ponto final do desbridamento foi a incapacidade de detetar mecânica ou visualmente qualquer cálculo remanescente. Depois de fotografias pré e pós-operatórias e impressões para exame microscópico eletrónico de varrimento, as raízes não descalcificadas foram cortadas em secções de 15 mm de espessura, utilizando uma técnica de inclusão de resina. Os resultados mostraram que, clínica e histologicamente, a destartarização levou ao desbridamento completo de todas as amostras e resultou numa superfície radicular lisa. Nos locais de teste, a destartarização a laser foi associada a uma maior remoção de tecido e a superfícies rugosas. Os autores concluíram que a destartarização a laser leva a uma maior perda de cemento e dentina, o que deve ser tido em conta em situações clínicas.

[16]Baron et al. (2002) investigaram os efeitos dos lasers de CO_2 em 2 modos diferentes nas superfícies radiculares utilizando microscopia eletrónica de varrimento (SEM). As amostras do estudo consistiram em 30 dentes humanos extraídos de uma única raiz periodontalmente danificada. As amostras de raízes foram divididas aleatoriamente em 3 grupos: O grupo A (12) foi tratado com um laser

de CO2 em modo contínuo com um feixe focado de 0,8

mm; o grupo B (12) foi tratado com um laser de CO2 em modo pulsado com um feixe desfocado de 4 mm; e o grupo C (6), controlos não tratados. Os resultados mostraram que o grupo A (modo contínuo) exibiu danos graves na superfície da dentina, tais como crateras e fissuras. O grupo B (modo desfocado) não causou danos nas superfícies radiculares e apresentou superfícies planas e lisas com fusão óbvia da smear layer e túbulos dentinários quase completamente selados. O grupo de controlo não tratado caracterizou-se por superfícies irregulares e amorfas com vários buracos superficiais. Os autores concluíram que ambos os modos de laser provocaram alterações nas superfícies radiculares tratadas. No entanto, as alterações resultantes da utilização do feixe pulsado desfocado, que conduzem a uma superfície lisa, podem ser uma vantagem no tratamento periodontal.

[50]Folwaczny et al. (2003) investigaram as alterações morfológicas nas superfícies radiculares após irradiação in situ com laser Er:YAG através de observação histológica. As bolsas periodontais de 6 pré-molares, caninos e incisivos que permaneciam in situ nos maxilares de cadáveres humanos foram irradiadas com radiação laser Er:YAG a 60 mJ, 100 mJ ou 180 mJ. As bolsas foram tratadas de forma semelhante às condições clínicas normais, com um total de 50 ou 100 impulsos de laser. Após o tratamento com laser, todo o dente, a gengiva marginal e o osso alveolar subjacente foram removidos da mandíbula. As secções foram embebidas em metacrilato de metilo, seccionadas em série, coradas com hematoxilina e eosina ou azul de galamina e examinadas ao microscópio de luz. Além disso, a extensão das áreas de tecido termicamente alteradas foi determinada utilizando imagens digitais e histometria. O exame histológico revelou dois tipos de alterações térmicas na superfície radicular tratada com laser. Em primeiro lugar, uma fina camada superficial
A camada de gordura tem uma largura de 5 a 10 polegadas. A superfície desta camada apresentava irregularidades ultra-estruturais. Em segundo lugar, foi observada uma área semi-circular, de cor mais profunda, perto da extremidade apical da faixa de descamação, abaixo do cemento irradiado. A profundidade desta área variou de 255 mm a 611 mm e pareceu ser independente da energia de irradiação. Os autores concluíram que, em contraste com estudos SEM anteriores, o exame histológico indicou alterações térmicas no tecido duro na margem da bolsa periodontal após a irradiação com laser Er:YAG.

[103]Leticia et al (2003) compararam os efeitos dos tratamentos com laser Er:YAG e laser de diodo da superfície radicular na temperatura intrapulpar após raspagem e aplainamento radicular com instrumentos manuais. Quinze dentes extraídos de raiz única foram raspados e aplainados com instrumentos manuais. Os dentes foram divididos em 3 grupos de 5 dentes cada e irradiados nas suas superfícies vestibular e lingual: Grupo A: Laser Er:YAG, 2,94 micrómetros/100 mJ/10 Hz/30 segundos; Grupo B: laser de díodo, 810 nm/1,0 W/0,05 ms/30 segundos; Grupo C: laser de díodo, 810 nm/1,4 W/0,05 ms/30 segundos. A temperatura foi monitorizada com um termopar do tipo T (cobre-constantan) na câmara de polpa para determinar a temperatura do impulso durante e antes da irradiação. As amostras foram depois seccionadas longitudinalmente e as superfícies vestibular e lingual de cada raiz foram examinadas por microscopia eletrónica de varrimento. Os resultados mostraram que a análise térmica no grupo do laser Er:YAG produziu uma temperatura média de -2,2 °C, enquanto nos grupos do laser de díodo as temperaturas foram de 1,6 °C a 1,0 W e de 3,3 °C a 1,4 W. As micrografias de electrões mostraram que não ocorreram alterações morfológicas significativas, tais como carbonização, fusão ou fusão em nenhum grupo, embora as amostras fossem mais irregulares no grupo do laser Er:YAG. Os autores concluíram que o uso dos lasers Er:YAG e de diodo não causou altas temperaturas de pulso para os parâmetros utilizados. As irregularidades da superfície radicular foram mais pronunciadas após a irradiação com um laser de Er:YAG do que com um laser de díodo.

[34]Chun - Chan et al. (2007) determinaram o ajuste de potência apropriado para um laser Er,Cr:YSGG para irradiar bolsas periodontais, examinando as alterações morfológicas das superfícies radiculares e a eficiência da remoção do cálculo. Sessenta e cinco dentes humanos extraídos sem cárie foram utilizados para este estudo. Para a análise morfológica da superfície radicular, as raízes individuais limpas de 22 dentes foram cortadas em 91 pedaços e estes pedaços foram imersos em resina acrílica. As amostras com a superfície radicular exposta foram preparadas e divididas aleatoriamente em três grupos: um grupo de controlo (N=8), um grupo de irradiação sem água (grupo sem água [NW]; N=39) e um grupo com irradiação em água para simular as condições de uma bolsa periodontal (grupo com água [IW]; N=44). As definições de potência para a irradiação laser foram 0,5, 1,0, 1,5 e 2,0 W para cada grupo. A rugosidade (Ra), a profundidade (Z) e a largura (X) das amostras de disco foram determinadas após a irradiação com laser. Oito dentes adicionais de raiz única foram examinados com um microscópio

eletrónico de varrimento (SEM) sob as mesmas condições após a irradiação laser. Trinta e cinco dentes de raiz única ou múltipla com cálculo subgengival pesado foram utilizados para testar a eficiência da destartarização a laser. A eficiência da remoção do cálculo foi determinada medindo o tempo necessário para remover completamente o cálculo com o laser. Os resultados mostraram que os valores médios de Ra e Z foram significativamente mais elevados no grupo IW do que no grupo NW com a mesma potência de saída. Estes valores foram significativamente mais baixos nas definições de potência de 0,5 e 1,0 W do que nas definições de 1,5 e 2,0 W nos grupos NW e IW. Não foram observadas diferenças morfológicas óbvias no SEM entre as amostras com 0,5 e 1,0 W de potência. Além disso, não se registaram alterações térmicas, ou seja, carbonização ou fusão, no grupo IW. [22]Em termos de eficiência de escalonamento, a configuração de 0,5 W (0,11 mm/segundo) foi significativamente inferior à configuração de 1,0 W (0,27 mm/segundo). No entanto, não houve diferença significativa entre 1,0 e 1,5 W (0,36 mm2 /segundo). [2]A configuração de 2,0 W (0,63 mm/segundo) foi muito mais eficiente, mas resultou em alterações morfológicas significativas. Os autores concluíram que a utilização de uma potência de 1,0 W com um laser Er,Cr:YSGG é adequada para o tratamento dos canais radiculares. Este pode ser efectuado sem alterações morfológicas visíveis na superfície radicular e com uma eficiência aceitável na remoção do cálculo.

Estudos histológicos sobre a utilização do laser Nd:YAG mostram que este remove a smear layer das superfícies radiculares periodontalmente afectadas, mas também aumenta a temperatura intrapulpar e a temperatura da superfície e altera a superfície do cemento, o que tem um efeito desfavorável na fixação dos fibroblastos. Além disso, foram registados in vivo pitting da superfície e crateras com carbonização, fusão e formação de crateras após irradiação com o laser Nd:YAG, mesmo quando a irradiação foi paralela à superfície do dente. Além disso, foi registada uma diminuição do rácio proteína-mineral e uma possível alteração da superfície devido a subprodutos proteicos no cimento tratado com laser de Nd:YAG.

[1, 37, 39]Atualmente, os lasers são amplamente reconhecidos e utilizados para o tratamento de tecidos moles. As principais vantagens dos lasers são a relativa facilidade com que os tecidos podem ser removidos e a hemostase eficaz e a eliminação de bactérias. [139]A gengivectomia, a gengivoplastia e a frenectomia são os procedimentos mais comuns efectuados com o laser. Em comparação com a utilização de um bisturi tradicional, os lasers podem cortar, ablacionar e remodelar mais facilmente os tecidos moles da boca sem hemorragia ou com um mínimo de dor e sem ou com poucas suturas. [193]Por vezes, a cirurgia a laser não requer anestesia local ou requer apenas uma anestesia local. [108]A baixa contração da ferida e a cicatrização mínima são outras vantagens da cirurgia a laser que não se verificam na cirurgia com bisturi. Os clínicos também observam frequentemente uma menor dor pós-operatória nos doentes, mas este facto ainda não foi cientificamente comprovado.

[193]White et al. (1991) investigaram a capacidade do laser para cortar tecidos moles em comparação com a remoção convencional de tecidos moles com uma faca afiada. Vinte e nove pacientes foram selecionados para cirurgia com laser e bisturi. Outros 41 pacientes foram tratados apenas com o laser Nd:YAG. Os pacientes tinham pelo menos 21 anos de idade, apresentavam uma profundidade de bolsa periodontal > 3 mm em duas áreas de inflamação ligeira, uma lâmina dura da crista intacta e nenhuma evidência radiográfica de defeitos ósseos. Foi utilizado um laser Nd:YAG pulsado para cortar, coagular, ablacionar e contornar o tecido mole intra-oral na gengiva marginal e interdentária. Foi utilizado o bisturi. Foram efectuadas medições da profundidade da bolsa periodontal antes e imediatamente após o procedimento, após uma semana e após um mês. As medições da profundidade da bolsa foram utilizadas para determinar a quantidade de tecido removido. Não foram encontradas diferenças entre a cirurgia a laser e a cirurgia com bisturi em termos de redução da profundidade da bolsa, dor pós-operatória, inflamação pós-operatória e duração do tratamento. O intervalo para todos os pacientes foi entre 3-6 mm no pré-operatório e 1-4 mm no pós-operatório imediato. A redução média foi de 2 mm. A inflamação média foi ligeira após 1 semana e deixou de estar presente após 1 mês. No entanto, a hemorragia cirúrgica e pós-operatória foi significativamente menor com a cirurgia a laser do que com a cirurgia convencional. Foi necessária anestesia para o procedimento com bisturi, mas a maioria dos locais tratados com o laser causou uma dor mínima mesmo sem anestesia. Os autores concluíram

que o laser Nd:YAG pode ser utilizado com sucesso para aplicações intra-orais em tecidos moles sem anestesia e com hemorragia mínima em comparação com a cirurgia com bisturi.

[187]Tracey et al (2008) avaliaram a eficácia do laser Er, Cr:YSGG no tratamento de hiperplasia dilantínica, tratamento ortodôntico e fibromas traumáticos num relato de caso. Três pacientes foram incluídos no estudo. O primeiro paciente estava a tomar Dilantin para o tratamento de distúrbios convulsivos. Havia um aumento severo das papilas interdentais nas arcadas dentárias superior e inferior. O crescimento excessivo dos dentes anteriores superiores foi tratado com um laser de água com uma ponta de safira G6, 20 Hz, 150 microssegundos/pulso, 0,5 W, 11 % de ar, 0 % de água. Nas visitas de retorno para tratar outras áreas, o crescimento excessivo foi tratado com uma ponta Z6 de 1,5 a 2 W, 15 % de água e 20 % de ar. Os exames de seguimento mostraram uma melhoria significativa do aspeto estético. O segundo paciente era uma rapariga de 12 anos de idade que estava a fazer tratamento ortodôntico. As papilas na região maxilar anterior da boca estavam inchadas e inflamadas. Foi utilizado um laser Waterlase com ponta Z6, 1,25 W, 15 % de ar e 12 % de água. A paciente não sentiu qualquer desconforto e não teve qualquer hemorragia após o tratamento. O terceiro doente era uma mulher de 50 anos com uma massa firme de 4 mm, redonda, firme, de cor rosada, no interior do lábio direito. A lesão foi removida por laser e enviada para biopsia. Foi utilizado um laser de água com uma ponta T4 a 0,5 W, 11% de ar e 0% de água. Não houve hemorragia, nem desconforto e não foram necessárias suturas. Após 6 meses, a área estava livre de recidivas. Os autores concluíram que o laser dentário Waterlase simplificou o tratamento de várias condições dos tecidos moles, tanto para o paciente como para o médico.

[84]John et al. (1994) avaliaram a excisão com laser Nd:YAG de um granuloma piogénico gengival gigante durante a gravidez num relato de caso. Uma paciente de 19 anos de idade apresentava uma lesão oral de crescimento rápido na gengiva inferior direita, que foi notada pela primeira vez às 29 semanas de gestação. A lesão prejudicava a higiene oral e a alimentação. Aquando da cirurgia, a lesão media 3,5 x 2,5 x 2,0 cm. A biopsia confirmou um granuloma piogénico. As radiografias panorâmicas não revelaram invasão óssea. A lesão foi removida com laser Nd:YAG, sob anestesia geral, quando a paciente estava com 36 3/7 semanas de gestação. Com esta técnica, a lesão é removida com menor risco de hemorragia do que com qualquer outra técnica cirúrgica. A paciente evoluiu bem no pós-operatório, deu à luz um bebé saudável com 3.884 g às 40 6/7 semanas de gestação e não

teve recidiva aos 15 meses de seguimento. Os autores concluíram que o laser de Nd:YAG tem uma excelente capacidade de coagulação e é vantajoso em relação ao laser de CO2 para a excisão do granuloma piogénico na gravidez.

[133]Ozcelik et al. (2008) investigaram os efeitos da terapia laser de baixa intensidade (LLLT) na cicatrização da gengiva após gengivectomia e gengivoplastia. Vinte pacientes com hiperplasia gengival inflamatória foram incluídos neste estudo. Após gengivectomia e gengivoplastia, um laser de diodo (588 nm) foi aplicado aleatoriamente num dos lados do local da cirurgia durante 7 dias. A área cirúrgica foi exposta com uma solução para visualizar as áreas onde o epitélio estava ausente. As superfícies das áreas tratadas com LLLT foram comparadas com as dos controlos utilizando um software de análise de imagem. Os resultados mostraram que os doentes toleraram bem o tratamento LLLT, apesar da longa duração da aplicação. Embora não houvesse diferenças estatisticamente significativas entre as superfícies coradas das áreas tratadas com LLLT e as áreas de controlo imediatamente após a cirurgia, as áreas tratadas com LLLT estavam mais coradas do que as áreas de controlo no terceiro, sétimo e 15º dia após a cirurgia. Os autores concluíram que a LLLT poderia promover a epitelização e melhorar a cicatrização de feridas após cirurgias de gengivectomia e gengivoplastia.

[60]Gobara et al. compararam o efeito do laser de díodo com o método cirúrgico convencional para gengivectomia. Foram selecionados 25 pacientes e a gengivectomia foi realizada com um laser de díodo de 810 nm. Foram utilizadas fibras de 400.200 microns de comprimento, ligadas à peça de mão. Após a esterilização, o aparelho foi colocado no modo SPPR3 com uma energia de 20 W 3,3 J e uma frequência de 10.000 Hz. Outro grupo de 25 pacientes com critérios semelhantes foi selecionado como grupo de controlo e tratado com uma lâmina cirúrgica. A extensão do desconforto pós-operatório e a condição clínica foram comparadas. Verificou-se que o grupo de estudo tinha menos desconforto pós-operatório e a sua condição clínica era melhor. Os autores concluíram que o laser de díodo, relativamente recente, poderia ter um lugar na medicina dentária. As suas propriedades, bem como o seu pequeno tamanho e preço, tornam-no atrativo para utilização na prática dentária.

[68]Guare et al. (2010) descreveram num relato de caso uma abordagem cirúrgica com laser de diodo para o tratamento do aumento gengival com um período de seguimento de 2 anos. Um paciente do sexo masculino, de 19 anos de idade, com deficiência intelectual e epilepsia, vinha sendo medicado há 5 anos. O anticonvulsivo DPH, o antiepilético

carbamazepina e o neuroléptico periciclazina. O crescimento excessivo da gengiva era visível nos dentes anteriores superiores e inferiores. Após a destartarização e o planeamento radicular, foi iniciado um controlo químico do biofilme durante um mês. Numa consulta de acompanhamento cinco meses após o início do controlo do biofilme, foi planeada uma gengivectomia com laser de díodo em duas fases, primeiro na arcada maxilar e depois na arcada mandibular. Inicialmente, foi utilizada uma potência de 1,5 W com uma fibra ótica de 400 nm, mas esta potência revelou-se insuficiente para a vaporização do tecido, pelo que foi aumentada para 2,5 W. Após a remoção, o tecido gengival foi preparado para exame patológico ao microscópio e foi diagnosticada fibromatose gengival. Não se registaram complicações pós-operatórias, como perda de sangue ou desconforto. O procedimento foi então repetido após 2 semanas para a arcada mandibular. Os níveis de placa bacteriana foram avaliados em todas as consultas de acompanhamento e foi enfatizada a utilização de técnicas de higiene oral adequadas. Após 1 ano, não se registou crescimento gengival excessivo. Os autores concluíram que o laser de díodo pode ser um método eficaz e seguro para eliminar o crescimento gengival excessivo.

[138]Peterson et al. (1993) investigaram o efeito do laser de CO_2 para eliminar a hiperplasia gengival em pacientes com atraso mental. Foram selecionados para o estudo 15 pacientes, 11 do sexo masculino e 4 do sexo feminino, com hiperplasia gengival induzida pela fenitoína. O índice de placa (PlI) e as profundidades das bolsas foram registados 1 semana antes da cirurgia. O valor médio para o PlI pré-operatório foi de 1,8, com um intervalo de 0,5-3,0. O valor para a profundidade da bolsa pré-operatória variou de 5,5 mm a 3,0 mm, com um valor médio de 4,2 mm. No final do exame, os dentes foram escalonados e polidos. Em todos os pacientes, a gengivectomia foi efectuada com um laser de CO2 Sharplan 720 com uma peça de mão 733A. A configuração padrão foi de 10 W com um tamanho de ponto focal de 0,2 mm e um tamanho de ponto desfocado de 0,4 mm. Os pacientes foram examinados semanalmente pelo cirurgião até à cicatrização. O índice de placa e a profundidade da bolsa foram medidos novamente 3 meses após a cirurgia.

Os resultados mostraram que nenhum dos doentes sofreu hemorragia pós-operatória. A cicatrização foi completa em 9 pacientes após 2 semanas e em 4 pacientes após 3 semanas. No seguimento de 3 meses, a pontuação média do PII foi de 2,2, com um intervalo de 0,5 a 3,0. A profundidade média da bolsa foi de 3,1 mm, com um intervalo de 1,5 mm a 4,8 mm. Num doente, a recorrência no segmento anterior superior foi classificada como ligeira. Em 2 doentes, foi encontrada uma recorrência moderada nos segmentos anteriores superior e inferior. Apenas 1 doente teve uma recidiva grave que envolveu os 6 segmentos e necessitou de ser reoperado. Os autores concluíram que a cicatrização não foi complicada e o tempo necessário para a cicatrização foi da mesma ordem de grandeza que após a gengivectomia cirúrgica.

[114]Mavarogiannis et al. (2006) compararam a eficácia de três técnicas cirúrgicas diferentes para o tratamento do sobrecrescimento gengival induzido por fármacos, tanto em termos de controlo como da taxa de recorrência do sobrecrescimento. Estes estudos recrutaram pacientes que tinham sido submetidos a transplante de órgãos e que necessitavam de remoção cirúrgica do seu DIGO. Todos os pacientes apresentavam um crescimento gengival superior a 30 %, envolvendo pelo menos oito dentes anteriores superiores ou inferiores. O estudo foi realizado em duas partes, comparando a cirurgia de retalho com a gengivectomia com bisturi na primeira coorte e a gengivectomia a laser com a gengivectomia com bisturi na segunda coorte. Em cada doente, metade do segmento anterior foi tratado com gengivectomia convencional com bisturi e a outra metade com cirurgia de retalho. Os dois locais cirúrgicos foram tratados em datas consecutivas (dentro de 2 semanas). Na segunda fase, foi utilizado um desenho de estudo idêntico, em que a gengivectomia com bisturi foi comparada com a gengivectomia a laser. O laser utilizado neste estudo foi um laser de díodo com um comprimento de onda de 810 nm. Os parâmetros clínicos avaliados no início e 1, 3 e 6 meses após o procedimento foram o índice de placa, o índice de hemorragia da papila e as profundidades de sondagem. A dor foi avaliada utilizando uma escala visual analógica (EVA). O crescimento gengival foi avaliado utilizando o Índice Seymour de Crescimento Gengival. Os resultados mostraram que não houve diferenças significativas nas pontuações de sobrecrescimento gengival entre os locais de tratamento na primeira fase, nem nas pontuações antes do procedimento nem em qualquer altura durante o período de observação de 6 meses. Na segunda fase, a recorrência do sobrecrescimento gengival foi significativamente maior nos pacientes submetidos à gengivectomia com bisturi do que nos pacientes submetidos à gengivectomia a laser, 1, 3 e 6 meses após a cirurgia. Aos 6 meses de pós-operatório, os escores de placa pós-operatória foram significativamente maiores nos locais tratados com retalho do que nos locais tratados com gengivectomia com bisturi. Os valores de hemorragia foram significativamente mais elevados no grupo da gengivectomia com bisturi 1 mês e 6 meses após a cirurgia, em comparação com as áreas tratadas com retalho, e também no grupo da

gengivectomia com bisturi 1, 3 e 6 meses após a cirurgia, em comparação com a gengivectomia a laser. A profundidade das bolsas à sondagem foi significativamente mais elevada 1 mês após a gengivectomia com bisturi em comparação com a cirurgia com retalho e significativamente mais elevada em todos os pontos temporais na gengivectomia com bisturi em comparação com a gengivectomia a laser. Os doentes referiram significativamente mais dor após a cirurgia com retalho do que após a gengivectomia com bisturi. A perceção da dor foi semelhante para as gengivectomias com laser e com bisturi. Os autores concluíram que o DIGO pode ser tratado com diferentes técnicas, mas que a excisão a laser conduz a uma menor taxa de recorrência.

[44]Damante et al. (2004) , investigaram os efeitos da irradiação do laser de diodo na cicatrização da mucosa oral humana. Foram selecionados 16 pacientes com hiperplasia gengival inflamatória nos sextantes anteriores superiores ou inferiores. A gengivoplastia foi efectuada após 21 dias. Após a gengivoplastia, o hemi-arco direito (grupo de teste) de 16 pacientes foi irradiado com um laser de díodo. O lado esquerdo (grupo de controlo) não foi irradiado. Foram efectuadas biópsias incisionais em ambos os lados 7, 14, 21 e 60 dias após a cirurgia e analisadas ao microscópio de luz. Os resultados mostraram que a largura do epitélio se situava entre 260,6 e 393,5 mm. A densidade volumétrica da camada basal (20,2 %), da camada de células espinhosas (55,6 %) e da camada de queratinização (24,2 %) manteve-se estável. [22]O número máximo de neutrófilos foi de 6 células/mm e o número máximo de células mononucleares foi de 44 células/mm. As fibras de colagénio (80 %) e os fibroblastos (14 %) ocupavam o volume principal do tecido conjuntivo. Os autores concluíram que a terapia laser de baixa intensidade não acelera a cicatrização da mucosa oral após gengivoplastia.

Os lasers podem ser utilizados para procedimentos estéticos, como o recontorno ou a remodelação das gengivas. Com alguns lasers, a profundidade e a extensão da remoção dos tecidos moles podem ser controladas de forma mais precisa e sensível do que com instrumentos convencionais. [8, 76, 192]O laser Er:YAG, em particular, é muito seguro e útil para o tratamento estético dos tecidos moles periodontais, uma vez que este laser é capaz de ablacionar com precisão os tecidos moles com várias pontas de contacto finas e a cicatrização de feridas é rápida e favorável devido à alteração térmica mínima da superfície tratada.

A despigmentação é outra indicação para a utilização de lasers em tratamentos estéticos. [10, 125, 199]Os lasers de CO_2, de díodo e Nd:YAG podem tratar eficazmente a pigmentação por melanina. [7, 76]No entanto, em áreas com gengiva fina, estes lasers correm o risco de causar úlceras e recessões gengivais devido ao seu efeito térmico e/ou de penetração profunda relativamente forte [10]. Nestas situações, o laser Er:YAG é mais útil e seguro para a despigmentação da melanina . [155, 184]Após a despigmentação da melanina em cães com o laser de Er:YAG, a largura da camada termicamente afetada no tecido conjuntivo gengival foi descrita como sendo de aproximadamente 5-20 pm [7]. A capacidade do laser de Er:YAG para remover a pigmentação da melanina gengival foi descrita em relatórios de casos recentes com uma melhoria esteticamente significativa na descoloração gengival. Além disso, a utilização do laser de Er:YAG em combinação com um microscópio cirúrgico torna o procedimento mais preciso. A abordagem microcirúrgica do laser facilita a deteção minuciosa e a remoção quase completa de pequenas áreas de pigmentação remanescente, bem como a irradiação cuidadosa da área sensível da margem gengival e da papila. [7, 76]Para além disso, o laser Er:YAG também pode ser utilizado para remover tatuagens metálicas. [7, 76]A utilização da microcirurgia com laser Er:YAG permite a remoção eficaz e completa do tecido conjuntivo gengival descolorido, incluindo fragmentos de metal, com o mínimo de dor pós-operatória e recessão gengival, o que não pode ser conseguido com tratamentos convencionais.

[139]Por exemplo, os lasers são geralmente utilizados para gengivectomia, gengivoplastia, frenectomia, remoção de epúlides ou de tumores benignos, alongamento da coroa (CLP) e despigmentação, que oferecem várias vantagens em comparação com a utilização de um bisturi ou de uma eletrocirurgia. Os lasers são geralmente classificados em dois tipos, consoante o seu comprimento de onda: [8]Os tipos em que a luz laser penetra mais profundamente no tecido (como os lasers de Nd:YAG e de díodo) e os tipos em que a luz laser é absorvida nas camadas superficiais (como os lasers de CO_2, Er:YAG e Er,Cr:YSGG) . Dependendo da profundidade de penetração, a potência dos lasers individuais varia para os tecidos moles. [140]As vantagens de desempenho do laser de CO_2 residem na vaporização rápida e simples dos tecidos moles com forte hemostase, o que cria um campo cirúrgico livre e não requer sutura. A hiperplasia gengival é uma indicação típica para o tratamento com laser de CO_2. O laser de CO_2 também é eficaz na realização de gengivoplastia para pequenas irregularidades tecidulares após cirurgia periodontal e peri-implantar. [152, 193]Os lasers de penetração profunda, como o Nd:YAG e os lasers de díodo, podem ser utilizados para cortar e remodelar os tecidos moles. [8]No entanto, estes lasers têm um efeito térmico mais forte e deixam uma área de coagulação relativamente mais espessa na superfície tratada do que os lasers em

que a luz é absorvida nas camadas superficiais do tecido. A técnica cirúrgica utilizada com um laser Nd:YAG ou de díodo é semelhante à eletrocirurgia. O laser Er:YAG também é adequado para a cirurgia de tecidos moles. [69]Uma vez que este laser tem a maior absorção de água entre os lasers dentários, a largura da camada termicamente afetada após a irradiação com o laser Er:YAG é mínima, tendo sido registada como sendo de cerca de 10-50 Im em incisões na pele de porco [190]. Por conseguinte, o efeito hemostático é mais fraco do que com outros lasers, mas a cicatrização da ferida provocada pelo laser é relativamente rápida e comparável à de uma ferida provocada por bisturi.

Aplicação para operações de flap:

A terapia periodontal tem como objetivo prevenir a doença, retardar ou parar a progressão da doença, regenerar o tecido periodontal perdido e manter os objectivos de tratamento alcançados. [36]A destartarização e o planeamento radicular (SRP) continuam a ser uma parte essencial de uma terapia periodontal bem sucedida. O desbridamento da superfície radicular doente é efectuado por SRP mecânica com instrumentos manuais ou motorizados. A instrumentação manual inclui a utilização de raspadores, bem como curetas universais e específicas para cada área. Os instrumentos motorizados, como os raspadores ultra-sónicos ou a ar, são frequentemente utilizados para o tratamento da superfície radicular, uma vez que tornam o procedimento mais fácil e eficiente. Para além da SRP, foram utilizadas várias técnicas de tratamento para eliminar as bolsas periodontais, por exemplo, curetagem subgengival, gengivectomia, retalho de Widman modificado e procedimentos de retalho com ou sem recontorno ósseo. [149, 191] Os resultados de estudos clínicos longitudinais mostram que todas estas técnicas são eficazes no tratamento da periodontite moderada a avançada. [142148]A cirurgia com retalho em bolsas mais profundas resulta numa maior redução imediata da bolsa e num maior ganho de inserção, embora estas diferenças desapareçam após 5 anos. Nenhuma técnica de tratamento específica demonstrou ser superior quando se trata de reduzir permanentemente a profundidade de sondagem e manter a ligação clínica. [93, 141, 147, 17]

[56]Gaspirc et al. (2007) compararam os resultados clínicos a longo prazo da cirurgia de retalho periodontal assistida por laser Er:YAG com o tratamento convencional utilizando o procedimento de retalho Widman modificado. Um total de 146 dentes afectados periodontalmente de raiz única de 25 pacientes foram incluídos neste estudo. Para cada paciente, os dentes maxilares de raiz única do lado esquerdo ou direito foram distribuídos aleatoriamente por um de dois grupos: Grupo A, laser Er:YAG e Grupo B, cirurgia com retalho de Widman modificado. O laser de Er:YAG foi utilizado para desbridar as bolsas ósseas, escalonar a superfície da raiz e aparar o retalho periodontal. Os parâmetros clínicos registados foram a recessão gengival, a profundidade de sondagem (PD), o nível de inserção clínica (CAL), o índice de placa (PI), o índice gengival (GI) e a hemorragia à sondagem (BOP) no início e 3, 6, 12, 24, 36, 48 e 60 meses após o procedimento. Os resultados mostraram que ambos os tratamentos

levaram a uma redução da PD, PI, GI e BOP, a um aumento da recessão gengival e a um aumento da CAL. A redução da DP no grupo A em comparação com o grupo B foi estatisticamente significativa aos 6, 12, 24 e 36 meses. O aumento da CAL foi significativamente maior no grupo A em comparação com o grupo B após 6, 12, 24 e 36 meses. Os valores de BOP foram significativamente mais baixos no grupo A do que no grupo B após 3 e 6 meses. Outras diferenças entre os grupos de tratamento não foram estatisticamente significativas. Os autores concluíram que o tratamento cirúrgico de dentes unirradiculares com periodontite crónica com o laser Er:YAG leva a uma maior redução da DP e a uma melhoria da CAL até três anos, em comparação com a cirurgia convencional com retalho de Widman. Os resultados a curto prazo alcançados com ambos os tratamentos podem ser mantidos ao longo de 5 anos.

[100, 66, 67, 129, 130, 185]Durante a cirurgia periodontal, a cicatrização dos tecidos pode ser acompanhada pela migração apical de células epiteliais, o que impede a regeneração e a restauração da ligação periodontal perdida devido à doença. A fixação de novo tecido conjuntivo e a regeneração do cemento podem ser conseguidas por células do ligamento periodontal. [30, 33, 180185, 30, 33, 180, 1151898566, 67, 129, 130, 26, 110]Foram efectuadas muitas tentativas para impedir a migração apical das células epiteliais, incluindo: curetagem subgengival, crioterapia, aplicação de substâncias químicas (por exemplo, fenol-cânfora e antiformina), enxertos palatinos livres e membranas de barreira biológica, com resultados variáveis. Recentemente, foram feitas tentativas para evitar a migração apical das células epiteliais durante a cirurgia de retalho utilizando lasers.

[81]Ivonne et al. (1997) compararam a cirurgia periodontal convencional em combinação com um laser de dióxido de carbono com a cirurgia periodontal convencional isolada em termos de eliminação epitelial e do grau de necrose dos retalhos mucoperiosteais. Participaram neste estudo cinco pacientes com pelo menos dois defeitos periodontais bilaterais comparáveis que necessitavam de intervenção cirúrgica para eliminação de bolsas. Os investigadores dividiram aleatoriamente cada lado em locais de teste e de controlo. Cada paciente recebeu instruções de higiene oral e terapia inicial antes da cirurgia. Durante a cirurgia, foi efectuada uma incisão no sulco no local de teste e os lados exterior e interior do retalho foram desepitelizados com um laser de dióxido de carbono. O grupo de controlo recebeu apenas uma incisão com biselamento inverso. O cirurgião efectuou o desbridamento do retalho aberto em todos os dentes. Na altura da cirurgia, foi feita uma biopsia de cada local para avaliação histológica. Os resultados

mostraram diferenças significativas entre o laser de dióxido de carbono e a incisão com bisel invertido, em termos de remoção do epitélio sulcular e da superfície do retalho gengival e de necrose tecidular. O laser de dióxido de carbono removeu o epitélio sulcular e gengival (exterior) sem afetar o tecido conjuntivo subjacente. No entanto, nem o laser nem a lâmina removeram todo o epitélio. Foi observada uma inflamação crónica nos locais de controlo e de teste, onde predominavam as células plasmáticas. Necrose de coagulação coberta por fibrina e sangue coagulado foi observada no sulco e nas lesões gengivais (do lado de fora). Os autores concluíram que o laser removeu efetivamente o epitélio no momento do procedimento. No entanto, são necessários mais estudos para investigar o efeito da epitelização repetida com laser de dióxido de carbono da superfície gengival (exterior) dos retalhos mucoperiostais em intervalos regulares durante a fase de cicatrização.

Nas áreas em que o laser removeu o epitélio, a membrana basal destacou-se do tecido conjuntivo e os investigadores conseguiram traçar claramente a borda do tecido conjuntivo sem células epiteliais. [156, 157, 79]Esta descoberta sugere que, nas condições corretas, o laser pode remover completamente o epitélio, deixando o tecido conjuntivo essencialmente intacto, o que é consistente com outros estudos. [63]As possíveis explicações para esta peculiaridade são: 1) o maior teor de água do epitélio em comparação com o tecido conjuntivo, 2) a fraqueza da ligação hemidesmossómica entre o epitélio e o tecido conjuntivo e 3) a estabilidade térmica das proteínas estruturais do tecido conjuntivo, a elastina e o colagénio tipo I.

Aplicação em cirurgia óssea ressectiva:

O contorno e a remodelação óssea fazem frequentemente parte da terapia de cirurgia periodontal, a fim de restaurar a anatomia fisiológica do osso alveolar e permitir um contorno gengival ótimo após o procedimento. Os instrumentos convencionais mais utilizados na cirurgia óssea são os instrumentos rotativos mecânicos que utilizam brocas de carboneto ou diamante e os instrumentos manuais, como cinzéis e limas. [32]Os cinzéis de osso afiados são os instrumentos de eleição, uma vez que são considerados os menos prejudiciais para os tecidos e devem ser utilizados sempre que o acesso o permita. Quando o acesso é limitado e é necessário remover grandes quantidades de osso, são indicados instrumentos rotativos. [101, 162]Os instrumentos de ultra-sons também provaram ser um método eficaz para a remoção selectiva de tecido ósseo. Para além destes instrumentos, a utilização de lasers de érbio na cirurgia óssea tem-se tornado cada vez mais popular nos últimos anos.

Os lasers de érbio oferecem geralmente mais precisão e melhor acesso do que os instrumentos mecânicos. Reduzem o risco de danos colaterais, especialmente em comparação com os instrumentos rotativos que podem ficar presos em tecidos moles, como um retalho refletido. Os lasers também melhoram o conforto do doente e do cirurgião, uma vez que reduzem significativamente o ruído e a vibração associados ao corte mecânico e à trituração do tecido ósseo. Além disso, a ausência de vibrações na peça de mão aumenta a precisão cirúrgica. No entanto, apesar das vantagens dos lasers em relação aos instrumentos mecânicos, existem ainda alguns problemas que impedem uma utilização mais alargada dos lasers na cirurgia óssea. Estes incluem o menor desempenho de corte dos lasers em comparação com os instrumentos mecânicos, a falta de controlo da profundidade e os efeitos do laser no tecido irradiado circundante. [128]Foi demonstrada a capacidade dos lasers de infravermelhos para cortar tecido ósseo. [127]Nelson et al. testaram diferentes níveis de energia e referiram que o laser Er:YAG produz ablação do osso com danos térmicos mínimos nos tecidos adjacentes e que o aumento da energia do laser por impulso produz sulcos progressivamente mais largos e profundos. [135, 160]Estudos efectuados com o laser Er:YAG sugerem que a ablação óssea por laser é tão eficaz como a perfuração com uma broca, dependendo da dimensão do procedimento e, possivelmente, de alguns parâmetros de irradiação. Um relatório recente sugere que a eficiência do corte ósseo pode ser significativamente melhorada utilizando lasers de diferentes comprimentos de onda. [198]Nesta experiência, o laser de electrões livres mostrou que, mantendo-se todos os outros parâmetros iguais, os comprimentos de onda que visam a absorção pelos componentes orgânicos do osso (6100 nm) melhoram significativamente a eficiência do corte em relação ao comprimento de onda do laser Er:YAG (2940 nm), que coincide com o pico do coeficiente de absorção da água . No entanto, os sistemas laser Er:YAG atualmente disponíveis oferecem uma eficiência de corte adequada para a cirurgia óssea periodontal que é mais precisa em comparação com os instrumentos rotativos mecânicos.

Os instrumentos rotativos cortam apenas o tecido com que entram em contacto. Os lasers, por outro lado, cortam a partir do local de aplicação a uma profundidade desconhecida. Nos comprimentos de onda que são bem absorvidos pelos tecidos biológicos, como os lasers de CO2 e Er:YAG, a camada de ablação é pouco profunda mas variável, dependendo dos parâmetros de irradiação e, por isso, difícil de prever. Por outro lado, os lasers podem ser acoplados a sistemas de monitorização do tipo de tecido e, neste caso, oferecem mesmo uma vantagem significativa em relação aos instrumentos mecânicos. [158]Um sistema de monitorização de tecidos em circuito fechado foi adaptado com sucesso a um laser Er:YAG. De qualquer modo, o controlo da profundidade raramente é um problema na cirurgia periodontal, uma vez que é possível evitar danos nos tecidos subjacentes ajustando o ângulo da ponta de aplicação do laser.

[160]Sasaki et al. (2002) investigaram as caraterísticas morfológicas e a composição química da superfície óssea após ablação com lasers Er:YAG e CO2 em seis ratos Wistar. Para a ablação foi utilizado um laser Er:YAG com uma energia de saída de 100 mJ/pulso e uma frequência de pulso de 10 Hz (1 W). A irradiação contínua com laser de CO2 foi efectuada com uma energia de saída de 1 W. Os locais perfurados com um micromotor convencional foram utilizados como controlos. A análise foi realizada utilizando microscopia eletrónica de varrimento (SEM) e espetroscopia de infravermelhos com transformada de Fourier (FTIR). Os resultados mostraram que a ablação por laser de Er:YAG produziu um sulco com dimensões semelhantes às da broca, enquanto o laser de CO2 produziu apenas uma linha carbonizada com ablação mínima de tecido. As observações SEM revelaram que o sulco criado pelo laser de Er:YAG tinha bordos bem definidos e uma superfície sem camadas de esfregaço com um aspeto rugoso e tecido semelhante a fibrina aprisionado. A fusão e a carbonização produzidas pelo laser de CO2 não foram observadas nas áreas irradiadas com o laser de Er:YAG. A espetroscopia FTIR revelou que a composição química da superfície óssea após a ablação com o laser de Er:YAG era muito semelhante à que se verificava após a perfuração. A produção de substâncias tóxicas que ocorreu após a irradiação com laser de CO2 não foi observada nem com a irradiação com laser de Er:YAG nem com a perfuração. Os autores concluíram que a ablação com laser de Er:YAG poderia tornar-se um método alternativo para a cirurgia óssea oral e periodontal.

Recentemente, foram comunicadas aplicações clínicas do laser Er:YAG na cirurgia óssea. Embora a eficiência de corte do laser de Er:YAG seja alegadamente inferior à da perfuração convencional em procedimentos em que é necessário remover grandes quantidades de osso, a irradiação com laser de Er:YAG com arrefecimento a água mostrou bons resultados clínicos com uma remoção precisa do osso sem efeitos secundários térmicos negativos visíveis que afectem a cicatrização de feridas na remoção de dentes impactados e enxertos ósseos intra-orais. No entanto, a falta de controlo da profundidade ao cortar o osso diretamente sobre estruturas críticas, como nervos ou vasos sanguíneos importantes, e o tempo de tratamento mais longo da osteotomia a laser foram considerados limitações para a utilização clínica de rotina. ***Aplicação na terapia periodontal regenerativa:***

[131]A periodontite é uma doença inflamatória causada por bactérias oportunistas na cavidade oral que leva à perda dos tecidos de suporte dos dentes (ou seja, o ligamento periodontal e o osso alveolar). De acordo com o conceito de terapia periodontal relacionado com a causa, o principal objetivo do tratamento é controlar a infeção e, assim, travar a progressão da doença. [131]Idealmente, a terapia periodontal envolve não só o controlo da doença, mas também a regeneração dos tecidos que se perderam devido à doença. [29]Isto inclui a formação de novo tecido conjuntivo e o crescimento de novo osso alveolar. [23, 109, 24, 107, 87]Para atingir este objetivo, têm sido utilizadas várias modalidades de tratamento, como a utilização de diferentes tipos de enxertos ósseos, a desmineralização da superfície radicular, a regeneração tecidular guiada (RTG) ou a aplicação de factores de crescimento, com diferentes graus de sucesso.

[70]Um derivado da matriz do esmalte (EMD) foi introduzido como uma nova modalidade no tratamento periodontal regenerativo. [71116, 173, 200]Os resultados histológicos em animais e humanos mostraram que a aplicação de EMD numa superfície radicular desbridada também pode promover a regeneração periodontal. [177, 174]Além disso, os resultados de estudos clínicos controlados mostraram que o tratamento de defeitos intra-ósseos com EMD pode levar a resultados clínicos comparáveis aos da terapia com GTR.

O desbridamento das superfícies radiculares periodontalmente doentes é normalmente efectuado com instrumentos manuais. [19, 21]No entanto, a formação de uma smear layer após a destartarização mecânica e o alisamento radicular tem-se revelado prejudicial para a cicatrização do tecido periodontal, uma vez que pode inibir a ligação das células à superfície radicular. [144, 19, 20, 21]Para melhorar a biocompatibilidade, foi proposto o condicionamento da superfície radicular com várias substâncias, tais como gel de ácido etilenodiaminotetracético (EDTA) a pH neutro, ácido cítrico e ácido ortofosfórico. [20, 21]Este tratamento foi eficaz na remoção da smear layer associada à superfície radicular e na exposição da matriz colagénica da dentina. [58]Além disso, a exposição de uma matriz colagénica pode também ser favorável à retenção de substâncias biologicamente activas, como o EMD . [6, 80]Para além destas ferramentas convencionais, a utilização de lasers tem sido referida como uma terapia alternativa para o desbridamento das superfícies radiculares. Entre todos os lasers utilizados em medicina dentária, que incluem o CO_2 (dióxido de carbono), o laser de Nd:YAG, os lasers de díodo e o laser de

Er:YAG (ERL), este último tem sido considerado o laser mais promissor para o tratamento cirúrgico periodontal.

[169]Schwarz et al. (2003) , compararam a terapia combinada de defeitos periodontais intra-ósseos profundos com um laser Er:YAG (ERL) e derivado proteico da matriz do esmalte (EMD) com a destartarização e alisamento radicular + ácido etilenodiaminotetracético (EDTA) + EMD. Vinte e dois pacientes com periodontite crónica e um defeito intraósseo foram randomizados para acesso ao retalho cirúrgico e desbridamento do defeito com um laser Er:YAG (160 mJ/pulso, 10 Hz) mais EMD (teste) ou acesso ao retalho cirúrgico seguido de destartarização e alisamento radicular (SRP) com instrumentos manuais mais EDTA e EMD (controlo). Os seguintes parâmetros clínicos foram registados no início e após 6 meses: Índice de placa, índice gengival, sangramento à sondagem (BOP), profundidade de sondagem (PD), recessão gengival e nível de inserção clínica (CAL). Os resultados mostraram que a cicatrização decorreu sem problemas em todos os pacientes. 6 meses após o tratamento, a PD média foi reduzida de 8,6 mm para 4,6 mm e o CAL médio de 10,7 mm para 7,5 mm nos locais tratados com ERL e EMD. No grupo tratado com SRP+EDTA+EMD, a média da DP diminuiu de 8,1 mm para 4,0 mm e a média da CAL mudou de 10,4 mm para 7,1 mm. Não foram encontradas diferenças estatisticamente significativas entre os grupos teste e controlo para nenhum dos parâmetros analisados. Os autores concluíram que ambas as terapias levaram a melhorias a curto prazo nos parâmetros clínicos analisados, embora a combinação de ERL e EMD não pareça melhorar adicionalmente o resultado clínico da terapia em comparação com SRP+EDTA+EMD.

[42]Crespi et al (1997) investigaram os efeitos da terapia com laser de CO2 no osso alveolar, cemento radicular e células do ligamento periodontal em defeitos de furca de Classe III. Um total de 36 defeitos de furca de Classe III com 3 mm de profundidade foram criados cirurgicamente nos pré-molares mandibulares de seis cães beagle machos. Os quadrantes foram distribuídos aleatoriamente para terapia com laser de CO2 (Laser), regeneração tecidual guiada (GTR) usando membranas Gore-Tex, e raspagem e alisamento radicular (Sc/Rp). O feixe de laser de CO2 foi direcionado em modo de impulso desfocado com 2 W, 1 Hz e um ciclo de trabalho de 6% para as superfícies radiculares e com 13 W, 40 Hz e um ciclo de trabalho de 40% para o tecido mole periodontal. Os quadrantes de controlo receberam o procedimento GTR ou Sc/Rp. Foi efectuada uma higiene oral mecânica. Após 6 meses, os animais foram sacrificados. Os resultados mostraram

que os 11 dentes examinados no grupo do laser formaram uma média de 1,9 mm (variação de 1,3 a 2,5 mm) de nova inserção, enquanto os 11 dentes examinados no grupo GTR mostraram 0,2 mm (variação de 0,3 a 1,4 mm) e no grupo Sc/Rp 0,2 mm. As diferenças entre o grupo do laser e os grupos GTR e Sc/Rp foram estatisticamente significativas. Os autores relataram que o tratamento com laser de CO2 da furca Classe III induziu a formação de novo ligamento periodontal, cemento e osso.

Para que a cirurgia periodontal seja bem sucedida com uma regeneração óptima dos tecidos, a superfície da raiz e o defeito ósseo devem ser completamente desbridados e descontaminados. A aplicação do laser é eficaz no desbridamento de áreas com acessibilidade limitada, tais como defeitos intra-ósseos profundos e áreas de furca, onde os instrumentos mecânicos não conseguem eliminar os factores etiológicos microbiológicos. A irradiação laser pode facilitar o desbridamento completo do defeito através do seu efeito de ablação e melhorar a acessibilidade se a ponta do laser tiver entrado em contacto. Com o laser de CO2 focalizado, a degranulação dos defeitos ósseos pode ser facilmente conseguida. [64, 195]No entanto, a irradiação do laser leva à carbonização do osso e da superfície radicular. Por outro lado, quando utilizado com uma potência de energia relativamente baixa num modo pulsado e/ou desfocado, o laser de CO2 pode obter um condicionamento radicular, uma desintoxicação e um efeito bactericida nas superfícies radiculares contaminadas. A utilização do laser de CO2 num modo desfocado (13 W, 40 Hz) para o tratamento de defeitos de furca de Classe III induzidos experimentalmente em cães após cirurgia de retalho demonstrou que o tratamento com laser promove a formação de novo ligamento periodontal, cemento e osso. [31]Além disso, o laser de CO2 (8 W e 20 Hz) demonstrou aumentar a eficácia da terapia periodontal utilizando uma técnica de exclusão epitelial em conjunto com procedimentos convencionais de cirurgia de retalho.

O laser Er:YAG também demonstrou ser eficaz e fácil de utilizar para a remoção de tecido de granulação e desbridamento da superfície radicular durante procedimentos cirúrgicos. A utilização do laser Er:YAG no tratamento de defeitos periodontais intra-ósseos com cirurgia de retalho de acesso demonstrou ser eficaz e segura, com melhorias clínicas significativas seis meses após o procedimento. Foi também demonstrado que a terapia de regeneração utilizando um derivado proteico da matriz do esmalte na superfície da raiz irradiada com um laser de Er:YAG foi tão eficaz como o procedimento convencional utilizando um derivado proteico da matriz do esmalte com ácido etilenodiaminotetracético (EDTA) como condicionamento da raiz. Por conseguinte, a utilização do laser de Er:YAG para a desgranulação cirúrgica é uma abordagem promissora que provou ser clinicamente eficaz e segura.

Exames histológicos

Os métodos terapêuticos para uma regeneração previsível do periodonto perdido devido à doença periodontal continuam a ser investigados como o principal objetivo da terapia periodontal. A utilização do laser está a ser cada vez mais proposta para a terapia periodontal como uma técnica mais selectiva, eficaz, de instrumentação menos difícil e atraumática para promover a cicatrização periodontal. A utilização do laser Er:YAG como adjuvante na terapia periodontal de superfícies radiculares afectadas foi proposta em vários estudos. Também foi levantada a hipótese de que a superfície obtida com este tratamento seria mais favorável à cicatrização, uma vez que poderia proporcionar uma melhor adesão aos fibroblastos. Poucos estudos in vitro foram realizados sobre a biocompatibilidade celular ou alterações clinicamente adversas no cemento radicular após a terapia com laser.

[61]Goharkhay et al. (1999) determinaram as caraterísticas de corte e os danos nos tecidos moles resultantes de cortes normalizados utilizando uma vasta gama de modos e parâmetros laser de um laser de díodo a 810 nm. Foram utilizadas 17 mandíbulas frescas de suínos, o mais tardar 6 horas após a morte dos animais. Para cada combinação de parâmetros laser, foram efectuadas 6 incisões normalizadas de 3 cm de comprimento na mucosa oral, paralelas ao bordo da mandíbula. Foram efectuadas 3 incisões por parâmetro 5 mm abaixo da margem gengival e 3 no tecido mole mais espesso a 5 mm do bordo inferior da mandíbula. Foi efectuado um total de 198 incisões. As incisões foram efectuadas nos terços anterior, médio e posterior da mandíbula. A peça de mão do laser foi ligada a um dispositivo motorizado para normalizar a incisão e controlar os movimentos. A irradiação foi efectuada com a peça de mão a uma velocidade de 10 mm/segundo e parada com um cronómetro. O tratamento foi efectuado com 33 definições diferentes do laser de díodo Dentek LD 15. Este laser tinha um comprimento de onda de 810 nm. A potência de saída do laser variava entre 0,5-15 W, com uma taxa de pulsação de 2-32 mseg no modo pulsado e uma frequência de 1,5-250 Hz. A aplicação foi efectuada com uma ponta de 200 ou 400 mm. Imediatamente após a irradiação, as incisões com uma margem superior a 5 mm foram excisadas e divididas com um bisturi. O osso sob cada incisão foi marcado, etiquetado e fotografado. Os resultados mostraram que o dano vertical médio foi de 22,5 - 85,3 mm e o dano horizontal médio foi de 28,3 - 98 mm, independentemente dos

parâmetros do laser e das pontas utilizadas. A profundidade e a largura do corte correlacionaram-se forte e positivamente com a potência média, mas não com os parâmetros do laser ou as pontas utilizadas. Não foi visível a olho nu qualquer dano causado pelo laser no osso sob os cortes, nem no tecido mole mais espesso nem no tecido mole mais fino. Os autores concluíram que a notável capacidade de corte e a zona de danos tolerável mostram claramente que o laser de díodo é uma alternativa muito eficaz e, devido à sua excelente capacidade de coagulação, útil para a cirurgia de tecidos moles na cavidade oral.

[188]Vaderhobli et al. (2010) investigaram o sistema mais recente com duração de pulso de microssegundos e diâmetro mais pequeno para determinar os efeitos histológicos do laser de CO_2 para corte e coagulação (incisão e desbridamento sulcular) de tecidos moles orais de suínos em diferentes configurações de potência e frequência. Foi utilizado um laser dentário de CO_2 pulsado de microssegundos com um comprimento de onda de 10.600 nm e um braço articulado sem contacto. O perfil do pulso foi medido à temperatura ambiente utilizando um detetor HgCdZnTc. As pontas de laser utilizadas foram micro 0,1, cone 0,2, 0,5 e 1 mm. As variáveis independentes foram parâmetros laser definidos (definições de desbridamento da incisão e do sulco, dados históricos). As variáveis dependentes incluíram a avaliação histológica da largura da incisão, profundidade, coagulação lateral e profunda, eventos adversos (avaliações qualitativas) e exposição acidental de tecido adjacente. As experiências foram efectuadas em língua e gengiva de porco obtidas nas 24 horas seguintes ao abate dos animais. [0]As amostras de tecido foram armazenadas a 48 C e 100% de humidade durante o transporte para evitar a degradação do tecido. As amostras foram deixadas à temperatura ambiente antes da realização das experiências. Foram efectuadas incisões de 15 mm de comprimento na língua do porco a uma velocidade de 2,5 mm por segundo e com uma força de compressão de 24±9 g. Foi efectuada uma excisão de 15 mm de comprimento para cada parâmetro laser. Após a incisão, foram preparadas amostras de tecido para exame histológico. Subsequentemente, foi efectuado um desbridamento sulcular na gengiva porcina com cinco parâmetros de laser diferentes. Para cada parâmetro de laser, foram efectuados 3 procedimentos de desbridamento do sulco. As superfícies tratadas com laser foram analisadas qualitativamente através de microscopia eletrónica de varrimento (SEM). Os resultados mostraram que todos os parâmetros de laser analisados foram capazes de atingir os objectivos de simulação definidos num tempo razoável: menos de um minuto para a incisão e

<20 segundos para o desbridamento do sulco. A profundidade da incisão foi significativamente superior ao intervalo de confiança histórico de 95%, mas equivalente à base de dados histórica para a coagulação de largura, lateral e profunda. O desbridamento sulcular foi conseguido com coagulação mínima (<100 mm). A análise SEM não revelou alterações no esmalte, dentina ou osso durante o desbridamento sulcular. Os autores concluíram que os lasers de CO2 pulsado de microssegundos podem ser utilizados com segurança e eficácia para o desbridamento de incisões e sulcos.

[119]Mizutani et al (2006) compararam a cicatrização do tecido periodontal após a cirurgia de retalho com um laser Er:YAG com a da cirurgia convencional. Neste estudo, foram utilizados seis cães beagle saudáveis, machos, com um ano de idade. O dispositivo laser utilizado foi um laser Er:YAG com um comprimento de onda de 2,94 mm, uma energia de saída de 30 a 350 mJ/pulso, uma taxa máxima de repetição de impulsos de 30 impulsos por segundo (Hz) e uma duração de impulsos de 200 microssegundos. Após o desencadeamento da periodontite experimental, os pré-molares foram raspados supragengivalmente. A cirurgia de retalho periodontal foi realizada 8 semanas após a preparação do defeito. O tratamento mecânico convencional foi efectuado no lado direito, enquanto que no lado esquerdo a remoção do tecido de granulação e o desbridamento radicular foram efectuados exclusivamente com irradiação laser Er:YAG sem outros instrumentos mecânicos. Doze semanas após a plastia do retalho, os animais foram sacrificados e os blocos foram preparados para dissecção histológica. Todas as amostras foram analisadas histometricamente num microscópio equipado com um sistema de imagiologia assistido por computador. Os parâmetros medidos foram Novo Osso (NB), a área do defeito preenchida por osso alveolar recém-formado acima dos entalhes na área da furca, formação de Novo Cimento (NC), a distância entre a extensão coronal da superfície da raiz com cimento recém-formado e um depósito semelhante ao cimento e o entalhe apical na superfície da raiz, ligação do tecido conjuntivo (CT), a distância entre a extremidade apical do epitélio juncional e o entalhe apical na superfície da raiz. Todos os dados de medição obtidos em milímetros foram convertidos numa percentagem relacionada com o tamanho e a extensão do respetivo defeito original. Os resultados mostraram que a degranulação e o desbridamento com laser foram significativamente mais rápidos em comparação com o tratamento com curetas. [22]A altura e a área médias dos defeitos originais da furca, medidas em relação aos entalhes de referência, foram de 4,68 mm e 10,07 mm no grupo tratado com laser e de 4,80 mm e 11,07 mm no grupo da cureta. A

percentagem média de osso recém-formado (NB) na área do defeito original foi de 19,8% no grupo do laser e de 12,8% no grupo da cureta. O NB foi significativamente maior no grupo do laser do que no grupo da cureta. A percentagem média de formação de novo cemento (NC) e de inserção de tecido conjuntivo foi de 49,6% e 54,8% no grupo do laser e de 48,5% e 50,9% no grupo da cureta. Os autores concluíram que a irradiação com laser Er:YAG pode ser utilizada com segurança e eficácia na cirurgia de retalho periodontal e tem o potencial de promover a formação de novo osso.

[99]Kresieler et al. (2002) investigaram o efeito da irradiação com laser de díodo de 809 nm de baixa intensidade sobre a taxa de proliferação de HGF em diferentes densidades de energia e regimes de irradiação. Os HGF foram obtidos a partir de explantes do tecido conjuntivo gengival de indivíduos. Os explantes foram cortados em pedaços e colocados numa placa de Petri contendo 2 ml de meio basal Eagle (BME) suplementado com penicilina G (100 U/ml), estreptomicina (100 mg/ml), Lglutamina (1,16 g/L) e 10% de soro fetal bovino. Assim que as células migratórias semelhantes a fibroblastos confluem em torno dos fragmentos de tecido, o meio foi removido e a camada celular foi lavada com solução salina tamponada com fosfato. Em seguida, adicionou-se 0,25 % de tripsina em tampão EDTA e a incubação continuou durante 2-4 minutos. As células assim separadas foram armazenadas em azoto líquido num meio com 10 % de FBS e 10 % de dimetilsulfóxido. [4]Foi preparada uma solução com uma concentração de aproximadamente 1,5 X 10 células por ml. Foram adicionados 0,2 ml da solução celular a cada poço das placas de cultura de tecidos de 96 poços. Para a irradiação, foi utilizado um laser de díodo GaAlAs de 809 nm com uma fibra ótica de 600 micrómetros. [2]O tempo de irradiação foi de 75, 150 e 300 segundos, correspondendo a fluências de energia de 1,96, 3,92 e 7,84 J/cm, respetivamente. Em cada regime de irradiação, 22 culturas celulares foram tratadas com o laser e 22 serviram de controlo. A irradiação foi efectuada duas ou três vezes com intervalos de 24 horas. A atividade de proliferação foi determinada utilizando o ensaio Alamar Blue. Após a irradiação com laser, foram adicionados 0,02 ml do indicador a cada poço e incubados a 378 °C. A taxa de proliferação foi medida durante 24 horas. A taxa de proliferação foi determinada 24, 48 e 72 horas após a irradiação. A fluorescência foi medida com um comprimento de onda de excitação de 530 nm e um comprimento de onda de emissão de 590 nm e expressa em unidades de fluorescência relativas (RFU). As culturas de células tratadas com o laser apresentaram uma atividade predominantemente mais elevada do

que as culturas de controlo. [2]As diferenças foram altamente significativas 24 horas após a irradiação, mas diminuíram nos dias 2 e 3, exceto no caso da irradiação com 7,84 J/cm , em que as diferenças ainda eram significativas 48 horas após o tratamento com laser. Se a irradiação fosse efectuada duas vezes com intervalos de 24 horas, as diferenças eram altamente significativas no primeiro e no segundo dia, mas já não eram detectáveis 72 horas após o tratamento com laser. Se o tratamento com laser fosse efectuado três vezes, 24 e 48 horas após a primeira irradiação, as diferenças eram altamente significativas do primeiro ao terceiro dia após a irradiação. Os autores concluíram que era evidente um efeito celular da irradiação com laser suave no HGF. No entanto, a sua duração parece ser limitada.

[134]Pant et al. (2004) investigaram o comportamento de fixação in vitro de fibroblastos do ligamento periodontal humano em superfícies radiculares periodontalmente doentes após condicionamento com um laser de CO2 e compararam a sua eficácia com agentes químicos de condicionamento, nomeadamente cloridrato de tetraciclina, ácido cítrico, peróxido de hidrogénio (H_2O_2) e EDTA, utilizando microscopia eletrónica de varrimento. Foram selecionadas 84 amostras de dentes humanos de uma só raiz periodontalmente afectados, com um prognóstico desesperado, que foram divididas em dois grupos. Um grupo foi submetido a laser com um laser de CO2 (a 5 cm de distância a 3 W durante 0,8, 1,0 e 1,2 s) e o outro grupo foi tratado com cloridrato de tetraciclina (2,5 %), ácido cítrico (solução saturada, pH 1), H2O2 (6 %) ou EDTA (5 %; pH 7,4) durante 3 min. As amostras foram depois semeadas com fibroblastos do ligamento periodontal humano e incubadas durante 12 ou 24 horas, após o que foi observado o comportamento de fixação das células. [2222]Os resultados mostraram que a irradiação com laser de CO2 durante 1,0 s foi a mais eficiente e mostrou consistentemente uma boa fixação das células com o valor médio mais elevado (15,00 células/10.000 inn após 12 h de incubação e 29,17 células/10.000 inn após 24 h), seguida da irradiação durante 0,8 s (13,11 células/10.000 inn após 12 h de incubação e 22,91 células/10.000 inn após 24 h). A carbonização foi observada após um período de irradiação de 1,2 s. [22]De entre os agentes químicos de acondicionamento, o ácido cítrico revelou-se o mais eficaz, com uma fixação média de células de 17,82 células/10.000 in após 12 h de incubação e de 23,62 células/10.000 in após 24 h. [22]O EDTA e o H O não foram eficazes. Os autores concluíram que a irradiação com laser de CO2 durante 1,0 s pode promover uma ligação comparativamente melhor dos fibroblastos do ligamento periodontal às superfícies radiculares da dentina do que os

agentes condicionadores químicos convencionais utilizados no estudo.

[112]Maruyama et al. (2008) avaliaram as alterações morfológicas e histológicas das superfícies radiculares após irradiação com laser Er:YAG isoladamente e após tratamento com laser seguido de diferentes métodos de tratamento químico e/ou histológico. O estudo de condicionamento mecânico foi realizado através de microscopia eletrónica de varrimento (SEM) e análise por microscopia ótica e comparou a biocompatibilidade das superfícies de cimento tratadas através da cultura de fibroblastos do ligamento periodontal humano (HPDL) nas respectivas superfícies. Foram utilizados cento e quatro molares e pré-molares humanos intactos, recentemente extraídos. Após o tratamento, as amostras foram cuidadosamente lavadas com água destilada durante 30 segundos. [0]Foram preparadas 104 placas, que foram armazenadas em solução salina a -20°C até à sua utilização. O dispositivo laser utilizado foi um laser Er:YAG. A solução de tetraciclina, o gel de EDTA e a pasta de HCl de minociclina foram utilizados como agentes de condicionamento químico. Como controlo, foi utilizada solução salina estéril. Todas as amostras foram distribuídas aleatoriamente pelos oito grupos de tratamento: (1) Controlo sem tratamento (C), (2) Irradiação laser isolada (L), (3) Irradiação laser mais inserção de TC (L+TP), (4) Irradiação laser mais polimento de TC (L+TB), (5) Irradiação laser mais inserção de gel de EDTA (L+EP), (6) irradiação laser mais polimento com gel de EDTA (L+EB), (7) irradiação laser mais polimento com soro fisiológico (L+SB), (8) irradiação laser mais colocação de pasta de minociclina HCl (L+MP). Dezasseis placas foram atribuídas a cada um dos grupos C, L, L+TB, L+EP e L+SB e oito placas a cada um dos grupos L+TP, L+EB e L+MP. Após o tratamento com laser e o condicionamento das raízes, foram selecionadas aleatoriamente três amostras de cada grupo de tratamento para análise SEM e cinco amostras para análise histológica. Para a análise da ligação celular, as células PDL foram obtidas a partir da superfície da raiz de pré-molares extraídos por razões ortodônticas. Os resultados mostraram que a irradiação laser produziu uma fina camada afetada (5,7 mm de espessura) com uma microestrutura superficial na superfície do cemento. As microestruturas caraterísticas da superfície afetada pelo laser eram frágeis e podiam ser removidas por tratamentos químicos e/ou mecânicos de condicionamento. O grupo L+TB mostrou uma exposição clara das fibras de colagénio após a remoção das microestruturas na superfície tratada com laser. O grupo L+EP apresentou uma superfície lisa peculiar sem fibras de colagénio expostas e uma disposição uniforme de micropartículas esféricas no MEV de ampliação ultraelevada. No teste de fixação de células, o grupo L+TB

apresentou o maior número de células fixadas de todos os grupos, seguido dos grupos L+EP, L+SB e de controlo. O grupo apenas com laser apresentou o menor número de células. Os autores concluíram que a microestrutura caraterística da superfície do cimento radicular após a irradiação com laser Er:YAG tende a dificultar a deposição precoce de células PDL. O condicionamento químico e/ou mecânico da raiz poderia melhorar e aumentar a biocompatibilidade do cimento radicular tratado com o laser Er:YAG, removendo as microestruturas da superfície e/ou expondo mais as fibras de colagénio.

[168]Schwarz et al. (2003) investigaram os efeitos in vivo de um laser Er:YAG (ERL), de um sistema ultrassónico e da destartarização e alisamento radicular (SRP) na biocompatibilidade de superfícies radiculares periodontalmente doentes em culturas de fibroblastos do ligamento periodontal humano (PDL). Foi incluído no estudo um total de 40 dentes de raiz única periodontalmente doentes de 28 pacientes com idades compreendidas entre os 45 e os 67 anos, que sofriam de periodontite avançada e que estavam programados para extração devido a destruição periodontal grave. Todos os dentes foram distribuídos de forma uniforme e aleatória pelos seguintes grupos de tratamento e controlo: (1) ERL (laser Er:YAG, 160 mJ/pulso e 10 pulsos/segundo) ou (2) sistema ultrassónico Vector1 (VUS) ou (3) SRP com instrumentos manuais ou (4) controlo sem tratamento (C). Imediatamente após a extração, todos os dentes (n=48) foram cuidadosamente limpos por enxaguamento com soro fisiológico e segmentos de raiz com 4 mm2 de tamanho e 2 mm de espessura foram cortados das superfícies mesial e distal da raiz (n=96) 2 mm abaixo da junção cemento-esmalte. Após os tratamentos prescritos, os segmentos de raiz foram incubados com culturas de fibroblastos PDL humanos. [2]As células aderentes foram coradas com azul de metileno e contadas com um microscópio de luz reflectida (ampliação X 200), tendo sido calculada a densidade celular por mm. Além disso, a morfologia das células foi analisada com o SEM. [2 22]Os resultados mostraram que todas as amostras tratadas com laser apresentavam o maior número de células aderidas, com um valor médio de 111 células/mm , seguido do grupo VUS, com um valor médio de 75 células/mm, e do grupo raspado e aplainado com um valor médio de 41 células/mm . [2]As amostras de controlo não tratadas apresentaram o número mais baixo de células aderidas, com um valor médio de 25 células/mm . [2]Todas as amostras tratadas com laser e ultrassom tinham um número significativamente maior de células/mm do que o grupo SRP. Todas as amostras raspadas e aplainadas tinham significativamente menos células aderentes e mais

células redondas. As superfícies das raízes de controlo não tratadas pareciam ser inconsistentes com a fixação de células. Os autores concluíram que o ERL, o VUS e o SRP promovem geralmente a fixação de fibroblastos do PDL em superfícies radiculares previamente doentes, mas a estrutura da superfície das raízes instrumentadas com ERL e VUS parece proporcionar melhores condições para a fixação de fibroblastos do PDL do que o SRP.

[18]Belal et al. (2007) investigaram os efeitos diretos da irradiação laser Er:YAG, isoladamente ou com aplicação de rhPDGF-BB, na biocompatibilidade de raízes periodontalmente doentes através da deposição e proliferação de fibroblastos. 15 dentes periodontalmente doentes, de 5 pacientes cada, foram divididos aleatoriamente em quatro grupos (10 espécimes cada): Grupo 1: saudável; Grupo 2: doente não tratado; Grupo 3: irradiação com laser Er:YAG (60 mJ/pulso, 10 Hz); e Grupo 4: irradiação com laser Er:YAG (60 mJ/pulso, 10 Hz) mais aplicação de rhPDGF-BB (50 ng/ml). Três subgrupos por grupo (três espécimes cada) foram incubados durante três dias (1, 3 ou 7 dias). O espécime restante foi utilizado para determinar a topografia da superfície. Os fibroblastos foram agrupados em amostras de raízes e incubados. Os resultados foram analisados por microscopia eletrónica de varrimento. Foram efectuadas contagens repetidas de células dentro de uma área padrão representativa. Os resultados mostraram que todos os grupos experimentais (com exceção do grupo doente 2) exibiram diferenças estatisticamente significativas entre os períodos de incubação de 1 e 3 dias e entre 1 e 7 dias, mas não entre os períodos de incubação de 3 e 7 dias. As diferenças significativas favoreceram o grupo 1 em relação aos grupos 2 e 3 e o grupo 4 em relação ao grupo 2 para o período de incubação de 1 dia; para os períodos de incubação de 3 e 7 dias, o grupo 1 foi favorecido em relação aos grupos 2, 3 e 4 e os grupos 3 e 4 em relação ao grupo 2. Foram encontrados efeitos comparáveis entre os grupos 3 e 4 para todos os períodos de incubação e entre os grupos 2 e 3 e os grupos 1 e 4 para a incubação de um dia. Os autores concluíram que o laser Er:YAG sozinho ou em combinação com a aplicação de rhPDGF-BB pode ser uma terapia periodontal promissora para o condicionamento das superfícies radiculares, embora a aplicação combinada pareça ser ligeiramente mais eficaz. No entanto, é necessário testar a aplicação do laser em intervalos e com parâmetros <60 mJ/pulso e 10 Hz para verificar os limiares mínimos necessários para o completo desbridamento radicular e esclarecer as condições ideais para a deposição e crescimento das células fibroblásticas.

Os lasers são frequentemente utilizados para procedimentos nos tecidos moles orais devido à facilidade de ablação dos tecidos e ao seu forte efeito bactericida e hemostático. Os lasers Nd:YAG, de dióxido de carbono (CO_2) e de díodo são os mais utilizados para o tratamento de tecidos moles. No entanto, estes lasers podem causar danos térmicos no osso subjacente, especialmente quando utilizados em áreas com tecidos moles finos. Além disso, tem sido registado um atraso na cicatrização óssea após osteotomia com estes lasers. Na maioria dos casos, estes atrasos devem-se aos efeitos térmicos secundários do laser. Os lasers Er:YAG são cada vez mais aceites na terapia periodontal, uma vez que obtêm bons resultados tanto nos tratamentos periodontais de tecidos moles como nos tratamentos de tecidos duros, como a preparação da superfície radicular, a cirurgia óssea e o desbridamento de defeitos ósseos. Foi demonstrado que o laser Er:YAG promove a fixação de células de fibroblastos à superfície da raiz tratada com o laser. Estes estudos sugerem que a estrutura da superfície de raízes previamente doentes após a irradiação com laser de Er:YAG parece proporcionar melhores condições para a fixação de fibroblastos periodontais do que após a destartarização e o planeamento radicular com instrumentos manuais.

Estudos de base:

Os implantes dentários são amplamente utilizados na prática clínica para substituir dentes em falta na reabilitação de pacientes total ou parcialmente edêntulos e tornaram-se uma opção em planos de tratamento periodontal abrangentes. No campo da implantologia dentária, têm sido utilizados vários lasers para expor o implante submerso (segundo passo) antes da colocação do pilar de cicatrização. [9, 197]A utilização de lasers nestes procedimentos pode ter várias vantagens, incluindo uma hemostase melhorada, a criação de uma superfície de incisão fina com menos desconforto para o doente durante a fase pós-operatória e uma cicatrização favorável e rápida após a colocação do pilar, permitindo uma fase de reabilitação mais rápida. [49, 90, 159, 166]Devido à capacidade do laser para ablacionar eficazmente o tecido ósseo, alguns investigadores sugeriram a utilização do laser Er:YAG para preparar orifícios de fixação no tecido ósseo, de modo a obter uma osseointegração mais rápida dos implantes colocados e menos danos no tecido, em comparação com a perfuração convencional. Embora estes estudos tenham demonstrado uma cicatrização sem complicações dos orifícios de cimentação preparados com laser e uma osteointegração eficaz, os resultados ainda são controversos e não existe consenso sobre a superioridade da aplicação do laser. [49, 159, 166]A maioria destes estudos não relatou melhores resultados em termos de velocidade de osteointegração, com cicatrização de feridas semelhante em comparação com locais preparados com broca. [166]Para além disso, o tempo de preparação foi muito maior quando se utilizou o laser Er:YAG em comparação com a perfuração convencional. [90]No entanto, Kesler et al. (2006) relataram uma percentagem estatisticamente significativa mais elevada de contacto precoce osso-implante após a utilização do laser Er:YAG em comparação com os métodos convencionais. Os resultados favoráveis da utilização de lasers na primeira e segunda fases da cirurgia de implantes indicam, portanto, o seu potencial no campo da implantologia. No entanto, a utilização de lasers está geralmente limitada à segunda fase da cirurgia de tecidos moles.

Investigações recentes demonstraram que a terapia laser de baixa intensidade pode estimular a osseointegração durante a remodelação óssea. [92]Kim et al. (2007) investigaram o efeito da terapia laser de baixa intensidade (LLLT) na cicatrização de implantes dentários de titânio. O grupo experimental recebeu LLLT durante uma semana e o grupo de controlo não recebeu LLLT. Cada grupo era composto por 10 ratos. Dois ratos de cada grupo foram removidos nos dias 1, 3, 7, 14 e 21 da experiência. Foi analisada a expressão do ativador do recetor do ligando do fator nuclear kB (RANKL), da osteoprotegerina (OPG) e do ativador do recetor do fator nuclear kB (RANK). Os resultados mostraram que a expressão de RANKL foi observada tanto no grupo experimental como no grupo de controlo durante a fase inicial de inserção do implante. No entanto, o nível de expressão foi mais elevado no grupo experimental. A expressão de OPG aumentou significativamente no grupo experimental, ao passo que aumentou apenas ligeiramente no grupo de controlo. No grupo experimental, a expressão de RANK foi observada desde o primeiro dia, ao passo que no grupo de controlo foi apenas fracamente expressa após o terceiro dia. A expressão total no osso era baixa no grupo de controlo no dia 7, enquanto que no grupo experimental se observou uma expressão ativa. A densidade óssea após a inserção do implante dentário de titânio durante a osseointegração foi mais elevada no grupo experimental do que no grupo de controlo. A superfície e a estrutura do implante de titânio não foram danificadas pelo laser de baixa intensidade (LLL). Os autores concluíram que a expressão de OPG, RANKL e RANK foi observada no tecido ósseo durante a osseointegração do implante dentário de titânio. A aplicação do LLL influenciou a expressão da OPG, RANKL e RANK e conduziu a uma expansão da atividade óssea metabólica e a um aumento da atividade das células do tecido ósseo.

[91]Kim et al. (2007) investigaram o efeito da terapia laser de baixa intensidade (LLLT) na cicatrização de implantes dentários de titânio. Neste estudo, vinte ratos Sprague-Dawley com 15 semanas de idade, pesando aproximadamente 300 a 350 g, foram utilizados como modelo animal experimental. Foram divididos em grupos de 10 animais. Um grupo foi tratado com irradiação laser de baixa intensidade e o outro foi o grupo de controlo. O grupo experimental recebeu LLLT durante uma semana e o grupo de controlo não. Os animais dos grupos experimental e de controlo foram sacrificados nos dias 1, 3, 7, 14 e 21 após a colocação do implante, e o efeito da LLL na cicatrização do implante de titânio foi analisado por imunohistoquímica. A expressão do fator de crescimento endotelial vascular (VEGF) foi analisada. Os resultados mostraram que a expressão do VEGF foi observada tanto no grupo experimental como no grupo de controlo já na fase inicial de inserção do implante. No entanto, o nível de expressão foi maior no grupo experimental. No grupo experimental, o VEGF foi expresso nos achados histológicos a partir do dia 1. No dia 3, o nível de expressão do VEGF aumentou e a secreção interna ativa também foi evidente. Os achados histológicos no dia 7 mostraram uma expressão elevada e o

padrão de distribuição foi semelhante ao dia 3. Nos dias 14 e 21, o VEGF foi altamente expresso dentro da matriz óssea. A expressão do VEGF foi observada no grupo de controlo nos achados do dia 1. No entanto, o grau de expressão foi muito baixo. Os achados histológicos do dia 3 mostraram uma expressão baixa. Estes resultados foram semelhantes aos dos dias 7 e 14. No dia 21, a expressão aumentou para um nível moderadamente elevado. A densidade óssea após a instalação de um implante de titânio durante a osteointegração foi mais elevada no grupo experimental do que no grupo de controlo. A superfície e a estrutura do implante de titânio não foram danificadas pelo LLL. Os autores concluíram que a irradiação laser de baixa intensidade para a cicatrização primária após a inserção de implantes dentários de titânio promoveu a angiogénese em torno do implante de titânio e que a irradiação laser não danificou o tecido.

[82]Jakse et al. (2006) investigaram o efeito do tratamento com laser de baixa intensidade (LLLT) na regeneração óssea e na osseointegração de implantes dentários num modelo de enxerto sinusal. Foram selecionadas doze ovelhas para o estudo. Estas ovelhas foram submetidas a uma elevação bilateral do pavimento do seio com osso esponjoso da crista ilíaca. Seis ovelhas foram submetidas à colocação de implantes 4 semanas mais tarde e seis ovelhas 12 semanas mais tarde. Dezasseis semanas após a segunda fase da operação, os animais foram sacrificados. O seio transplantado e os locais dos implantes foram irradiados com um laser de díodo (75 mW, 680 nm) num dos lados no intra-operatório e três vezes na primeira semana pós-operatória. [2]A densidade de energia total por irradiação foi de 3-4 J/cm. Foram efectuadas biopsias da área aumentada durante a colocação do implante e após a formação da cicatriz. Os resultados mostraram que a regeneração óssea no seio enxertado não diferia histomorfometricamente entre o lado de controlo e o lado de teste, 4 e 12 semanas após o enxerto do seio. As medições da osseointegração revelaram um contacto osso-implante (BIC) significativamente mais elevado no lado de teste. O osso peri-implantar era significativamente maior no lado do laser. Os autores concluíram que o estudo experimental em ovinos não confirmou um efeito positivo da LLLT na regeneração óssea num enxerto de seio esponjoso. No entanto, a LLLT pode ter tido um efeito positivo na osseointegração de implantes dentários colocados após o aumento do seio.

Por outro lado, vários investigadores investigaram e propuseram recentemente a utilização de lasers no tratamento da peri-implantite.

[52]Os instrumentos mecânicos convencionais, como as curetas de aço ou os raspadores ultra-sónicos, não são totalmente adequados para a

remoção do tecido de granulação e o desbridamento das superfícies dos implantes, uma vez que podem facilmente danificar as superfícies de titânio dos implantes, prejudicando assim o processo de cicatrização óssea. [86, 163, 171, 164, 176]Por conseguinte, têm sido recomendados meios mecânicos não metálicos para o desbridamento de implantes, como a utilização de curetas de plástico e de fibra de carbono. [11, 86, 164, 171]No entanto, estes métodos são obviamente ineficazes para o desbridamento completo do defeito ósseo e da superfície contaminada do implante. O desbridamento mecânico à volta dos implantes também pode ser difícil e demorado. [25, 28, 175]Além disso, os implantes com superfícies microestruturadas têm sido recentemente utilizados clinicamente para melhorar a ancoragem ao osso alveolar e aumentar o contacto osso-implante, resultando numa melhor osseointegração. [86, 164, 171]Por conseguinte, no caso da peri-implantite, tornou-se muito mais difícil remover completamente os contaminantes, como as bactérias e os seus produtos, bem como as células dos tecidos moles da superfície rugosa, quando apenas é efectuado um desbridamento mecânico.

[154, 172, 167]Por esta razão, a utilização de auxiliares químicos (como o enxaguamento ou o polimento com desinfectantes locais) e a terapia antibiótica local ou sistémica têm sido realizadas com sucesso considerável. No entanto, é preocupante o aparecimento de resistência bacteriana aos antibióticos devido à administração frequente de antibióticos. Neste contexto, existe um grande interesse no desenvolvimento de um método alternativo de tratamento antimicrobiano. Por conseguinte, nos últimos tempos, tem-se dedicado muita atenção a novos métodos terapêuticos utilizando lasers. Os lasers foram propostos para o tratamento de infecções peri-implantares, uma vez que têm sido utilizados com sucesso e com resultados positivos como tratamento adjuvante ou alternativo para a doença periodontal. Esperava-se que os lasers resolvessem as dificuldades e os problemas do tratamento mecânico convencional. No entanto, estudos anteriores in vitro que investigaram os efeitos da irradiação laser na superfície do implante e no tecido ósseo adjacente mostraram que alguns tipos de lasers não são adequados para o tratamento peri-implantar [94, 122, 132, 153].

[59]Gianneli et al. (2009) investigaram a eficácia do laser dopado com neodímio:ítrio, alumínio e granada (Nd:YAG) no tratamento de doenças peri-implantares e os seus efeitos na descontaminação de implantes, estudando o seu efeito anti-inflamatório na atividade biológica do LPS in vitro. Foram utilizados macrófagos de ratinho RAW 264.7 ou células endoteliais da veia umbilical humana para as experiências. Foram realizadas três séries de experiências em diferentes condições

experimentais, nomeadamente na presença de apenas meio de cultura (controlo, n = 6), discos de titânio (n = 6), meio de cultura com 50 iig/ml de LPS de Porphyromonas gingivalis (n = 6), discos de titânio revestidos com LPS de Porphyromonas gingivalis (n = 6) ou discos de titânio revestidos com LPS que tinham sido previamente irradiados com o laser Nd:YAG e examinados quanto à produção de citocinas inflamatórias e à expressão de marcadores morfológicos e moleculares de ativação celular. Para as experiências, foi utilizado um laser Nd:YAG pulsado com um comprimento de onda de 1064 nm e uma duração de impulso de 100 i segundos. Os resultados mostraram que a irradiação com laser de discos de titânio revestidos com LPS reduziu significativamente a produção de óxido nítrico induzida pelo LPS e a ativação celular pelos macrófagos e reduziu consideravelmente a expressão da molécula de adesão intercelular 1 e da molécula de adesão celular vascular e a produção de interleucina-8 pelas células endoteliais. Os autores concluíram que a irradiação com laser Nd:YAG pode ser considerada uma ferramenta promissora para o tratamento terapêutico da peri-implantite, atenuando a resposta inflamatória induzida pelo LPS. [94, 153]Alguns estudos têm demonstrado que o laser de Nd:YAG está contraindicado para o tratamento da peri-implantite, uma vez que a irradiação com este laser conduz facilmente a alterações morfológicas como a fusão, fissuração e craterização da superfície do titânio, embora um relatório recente tenha demonstrado o seu efeito bactericida sem danos na superfície do titânio com uma energia de impulso baixa.

[57]Gerspach et al. (2010) investigaram a eficácia antibacteriana in vitro de dois sistemas laser diferentes (CO2 e laser de díodo) aplicados a células de Streptococcus sanguinis ou Porphyromonas gingivalis em suspensões ou a materiais de implantes dentários feitos de dióxido de zircónio ou titânio, cada um com duas superfícies diferentes. As bactérias foram irradiadas em dois níveis de potência diferentes com um laser de CO2 (3=10.600 nm) ou um laser de díodo (^=810 nm). Após a irradiação, o número de bactérias viáveis foi determinado por cultura. Os resultados mostraram que as células planctónicas de ambas as espécies eram mais resistentes à irradiação laser do que as bactérias aderentes às superfícies. As P. gingivalis aderentes foram eficazmente mortas em ambos os comprimentos de onda (^=10.600 e 810nm), mesmo nas definições mais baixas, independentemente do material. [2]As células de S. sanguinis aderentes a uma das duas superfícies de zircónia foram eficazmente mortas pelo laser de CO2 na definição mais baixa de 100 J/cm . As definições mais elevadas de ambos os lasers foram necessárias para reduzir a adesão de S. sanguinis às superfícies de

titânio. O laser de CO2 na definição mais baixa e o laser de díodo na definição mais alta reduziram eficazmente a viabilidade de S. sanguinis ou P. gingivalis aderentes a superfícies de zircónia. [22]Os autores concluíram que, sob condições de irradiação conhecidas por não alterarem as superfícies de implantes de zircónia in vitro, tanto o laser de CO2 (100 J/cm) como o laser de díodo (150 J/cm) reduziram eficazmente a viabilidade de S. sanguinis ou P. gingivalis aderentes à superfície.

[182]Stubinger et al. (2008) analisaram a influência da irradiação laser de Er:YAG, CO2 e díodo em implantes de zircónia polida (ZI). Os policristais de zircónia tetragonal estabilizada com ítrio (Y-TZP) foram irradiados com um laser Er:YAG, co2 ou de díodo em diferentes definições de potência. A superfície dos discos foi analisada utilizando microscopia eletrónica de varrimento (SEM) e microscopia confocal 3D de luz branca (CWLM). Além disso, todos os discos foram submetidos a uma análise de raios X por dispersão de energia (EDX). Foram utilizadas seis amostras para cada conjunto de parâmetros de cada laser. Os resultados mostraram que, na análise SEM, nem o laser de díodo nem o laser Er:YAG causaram alterações visíveis na superfície do ZI, independentemente da definição de potência. Os resultados do CWLM coincidiram com os das imagens SEM. No entanto, a irradiação com Er:YAG penetrou nos discos. Em diferentes configurações de potência, o tratamento com CO2 foi caracterizado por fissuração e fusão do material. Os valores de rugosidade aumentados (a partir de CWLM) da ZI realçaram as observações de SEM. Os autores concluíram que, em contraste com a irradiação laser de díodo e Er:YAG, o laser de CO2 mostra alterações significativas na superfície da zircónia em diferentes parâmetros laser. No entanto, o laser Er:YAG não pode ser recomendado para o tratamento de implantes doentes, uma vez que o feixe de laser penetra no material. A este respeito, os lasers de díodo parecem ser atualmente os únicos sistemas laser que oferecem preservação da superfície e segurança no tratamento de peri-implantes com ZI.

Não são observadas alterações morfológicas na superfície do implante com o laser de CO2. [43, 89]Para além disso, a irradiação de superfícies de titânio com o laser de CO2 não tem qualquer efeito na fixação dos osteoblastos. [43, 45, 89]Por conseguinte, este laser é frequentemente utilizado para descontaminar superfícies de implantes. [18146]É referido que o laser de CO2 é seguro e tem a capacidade de melhorar a regeneração óssea quando utilizado para descontaminar implantes no tratamento da peri-implantite induzida experimentalmente e na utilização clínica com fosfato beta-tricálcico no tratamento da peri-implantite . No entanto, estudos anteriores também sugerem que existe um risco associado ao aumento da temperatura elevada da superfície do implante de titânio e à carbonização do tecido ósseo adjacente durante a irradiação com o laser de CO2 [94, 122, 132].

É de salientar que o tratamento da peri-implantite requer não só a descontaminação da superfície do implante, mas também a remoção do tecido de granulação doente à volta dos implantes. Entre os lasers utilizados em medicina dentária, o laser Er:YAG é considerado o laser com as melhores propriedades tanto para a desgranulação como para a descontaminação da superfície do implante, uma vez que remove tanto o tecido mole como o tecido duro sem causar danos térmicos no tecido adjacente.

[113, 168168]A irradiação com o laser Er:YAG em definições de energia adequadas não parece causar qualquer alteração na superfície do titânio, e a superfície de titânio irradiada não parece afetar a taxa de deposição de osteoblastos na sua superfície. [113]No entanto, a irradiação com níveis de energia elevados pode causar alterações significativas na superfície do titânio. [113, 171]A irradiação com o laser Er:YAG facilita a remoção eficaz do cálculo e da placa bacteriana de pilares contaminados e de biofilmes que crescem em superfícies de titânio jateadas com areia e gravadas com ácido. [95]Além disso, após a irradiação com o laser Er:YAG, obtém-se um elevado potencial bactericida no implante com diferentes propriedades de superfície, mesmo com baixas densidades de energia. [172]A descontaminação da superfície de titânio por terapia laser Er:YAG in vitro demonstrou ser mais eficaz do que a utilização de curetas de plástico com enxaguamento adicional com digluconato de clorexidina ou um sistema de ultra-sons. Num estudo recente, o tratamento de superfícies de implantes de titânio jateadas com areia e gravadas com ácido contaminadas com P. gingivalis com irradiação laser Er:YAG demonstrou induzir a fixação de células osteoblásticas. [54]Isto contrasta com as observações no controlo não tratado com laser, onde não foi observada qualquer adesão adicional de células de osteoblastos. Noutro estudo, foi referido que [97]A irradiação com laser Er:YAG de superfícies rugosas de titânio contaminadas com P. gingivalis resultou numa proliferação semelhante de fibroblastos nas superfícies dos implantes em comparação com amostras estéreis e numa maior proliferação de fibroblastos em comparação com amostras contaminadas não tratadas. [95]Além disso, não foi registado qualquer aumento de temperatura na interface implante-osso durante a descontaminação da superfície do implante utilizando o laser Er:YAG in vivo .

Estudos in vivo e clínicos:

[165, 164, 171]Recentemente, foram efectuados estudos sobre a utilização do laser Er:YAG para o tratamento não cirúrgico da peri-implantite. [171]Schwarz et al. 2005 demonstraram que o tratamento com laser Er:YAG conduziu a melhorias clínicas significativas 6 meses após a terapia, ao mesmo nível que o desbridamento mecânico convencional com curetas de plástico. A redução da hemorragia durante a sondagem foi significativamente superior no grupo tratado com laser de Er:YAG. [165]No entanto, recentemente, foi relatado um aumento da hemorragia média à sondagem e uma perda do nível médio de fixação clínica entre 6 e 12 meses após o tratamento, tanto para o tratamento com laser como para o tratamento mecânico convencional não cirúrgico, indicando uma fraca estabilidade peri-implantar tanto nos locais tratados com laser como nos locais tratados convencionalmente.

[164]Num outro estudo clínico a longo prazo, Schwarz et al. investigaram o padrão de cicatrização clínica e histopatológica de lesões de peri-implantite após tratamento não cirúrgico com um laser Er:YAG (ERL). [2]Doze pacientes com peri-implantite (n=12 implantes) receberam uma única instrumentação não cirúrgica com ERL (12,7 J/cm). Após 1, 3, 6, 9, 12 e 24 meses, foram efectuados parâmetros clínicos como o índice de placa (IP), hemorragia à sondagem (BOP), profundidade da bolsa de sondagem, recessão gengival (GR) e nível de fixação clínica (CAL), exames de defeitos cirúrgicos e exames histopatológicos de biópsias de tecido peri-implantar. Os resultados mostraram que todos os pacientes apresentaram melhorias em todos os parâmetros clínicos analisados. O exame histopatológico das biópsias de tecido revelou um infiltrado misto de células inflamatórias crónicas (macrófagos, linfócitos e plasmócitos) encapsulado pela deposição de feixes irregulares de tecido conjuntivo fibroso com aumento da proliferação de estruturas vasculares. Os autores concluíram que um único tratamento não cirúrgico da peri-implantite com LRE pode não ser suficiente para a manutenção de implantes falhados.

[137]Persson et al (2004) investigaram a utilização de lasers de dióxido de carbono (CO_2) em combinação com peróxido de hidrogénio no tratamento de lesões de peri-implantite induzidas experimentalmente. Foram colocados três implantes dentários em cada lado da mandíbula edêntula de quatro cães beagle. Foram utilizados implantes com uma superfície torneada e implantes com uma superfície

jato de areia, gravada com ácido de grão grande (SLA). A peri-implantite experimental foi induzida durante um período de 3 meses. Cinco semanas depois, cada animal recebeu comprimidos contendo amoxicilina e metronidazol durante um período de 17 dias. Três dias após o início do tratamento com antibióticos, os retalhos de espessura total foram elevados e o tecido de granulação nas crateras ósseas foi removido. Foi utilizada uma combinação de terapia com laser de CO2 e aplicação de uma solução aquosa de peróxido de hidrogénio nos dois locais de implante anteriores em ambos os lados da mandíbula. O implante na região posterior de cada quadrante foi limpo com bolas de algodão embebidas em solução salina. Foram recolhidas amostras de biópsia 6 meses mais tarde. Os resultados mostraram que a extensão da reosseointegração foi de 21% e 82% para os implantes tratados com laser com uma superfície rodada e de 22% e 84% para os implantes tratados com soro fisiológico com uma superfície rodada. Os autores concluíram que (1) uma combinação de antibióticos sistémicos, curetagem local e desbridamento resultou na resolução de lesões de peri-implantite induzidas experimentalmente; (2) foi observado um baixo grau de reosseointegração na base dos defeitos ósseos em implantes com uma superfície torneada, enquanto que ocorreu um grau considerável de reosseointegração em implantes com uma superfície SLA; e (3) a utilização de laser de CO2 e peróxido de hidrogénio durante a terapia cirúrgica não teve qualquer efeito aparente na formação óssea e na reosseointegração.

[164]Num estudo recente em animais sobre o tratamento da peri-implantite num defeito ósseo circunferencial do tipo cratera, Schwarz et al. (2006) referiram que a aplicação de irradiação laser Er:YAG durante a cirurgia de retalho resultou em melhorias em todos os parâmetros investigados e que o tratamento com laser parecia ser mais eficaz na promoção da reosseointegração em comparação com a instrumentação com uma cureta de plástico seguida da aplicação subgengival de um antibiótico e desbridamento ultrassónico. No entanto, não foram encontradas diferenças significativas no contacto osso-implante entre o tratamento com laser e a instrumentação com cureta de plástico. [183]Recentemente, Takasaki et al. (2007) demonstraram a utilização segura e eficaz da irradiação com laser Er:YAG para a degranulação e desbridamento da superfície do implante no tratamento de infecções peri-implantares induzidas experimentalmente em defeitos de deiscência em cães. A degranulação e o desbridamento da superfície do implante foram mais fáceis de efetuar com a irradiação laser Er:YAG do que com instrumentos de cureta de plástico. Histologicamente, após 24 semanas

de cicatrização, o osso recém-formado estava posicionado mais coronalmente na superfície do implante tratado com laser, em comparação com o tratamento mecânico. A superfície do implante tratada com o laser de Er:YAG não inibiu a formação de novo osso, indicando que o laser conseguiu a descontaminação da superfície do implante com maior biocompatibilidade.

Embora a maioria dos estudos clínicos efectuados até à data não tenha demonstrado diferenças significativas entre o laser e as terapias convencionais, o tratamento com laser tem mostrado melhores resultados em estudos com animais. São necessários mais estudos clínicos e animais comparativos entre diferentes abordagens de tratamento e o tratamento com laser para provar a superioridade da aplicação do laser no tratamento da peri-implantite. No entanto, com base nos relatórios efectuados até à data, pode concluir-se que a utilização de lasers como ferramenta alternativa ou complementar no tratamento de doenças peri-implantares é promissora.

Resumo

Espera-se que o tratamento com laser sirva como alternativa ou complemento à terapia mecânica convencional em periodontologia devido a várias vantagens, como a facilidade de utilização, o curto tempo de tratamento, a hemostase e o efeito de descontaminação. De todos os lasers, o laser de CO_2 não parece ser atualmente adequado para aplicações não cirúrgicas na bolsa, de acordo com os resultados de estudos anteriores, uma vez que este laser é menos eficaz no desbridamento radicular e tem o potencial de causar danos térmicos na bolsa periodontal e nos tecidos circundantes. A maioria dos estudos analisados não demonstrou efeitos positivos do laser de Nd:YAG e do laser de díodo em comparação com a terapia mecânica convencional no tratamento inicial de pacientes com periodontite. O laser Er:YAG pode ser mais promissor para o desbridamento da superfície radicular, tal como a remoção de cálculos e a descontaminação, como adjuvante ou alternativa ao desbridamento mecânico. No entanto, estudos in vivo anteriores indicam que não existe consenso quanto ao grau de remoção e deteção de cálculos após a aplicação do laser de Er:YAG.A terapia com laser foi testada para gengivectomia, gengivoplastia, frenectomia, remoção de epúlides ou tumores benignos, despigmentação da gengiva e alongamento da coroa, com algumas vantagens em relação à utilização de um bisturi ou eletrocirurgia. Dependendo da profundidade de penetração, a potência dos lasers individuais varia para os tecidos moles. Com o laser de CO_2, as vantagens de desempenho residem na vaporização rápida e simples dos tecidos moles com forte hemostase, o que cria um campo cirúrgico aberto e não requer sutura. A hiperplasia gengival é uma indicação típica para o tratamento com laser de CO_2. O laser de CO_2 também é eficaz na realização de gengivoplastia para pequenas irregularidades tecidulares após procedimentos periodontais e peri-implantares. Os lasers de penetração profunda, como o Nd:YAG e os lasers de díodo, foram propostos para cortar e remodelar os tecidos moles gengivais. No entanto, estes lasers têm um efeito térmico mais forte e deixam uma área de coagulação relativamente mais espessa na superfície tratada do que os lasers em que a luz é absorvida nas camadas superficiais do tecido. Verificou-se também que os resultados da cirurgia dos tecidos moles gengivais com os lasers Nd:YAG e de díodo são semelhantes aos da eletrocirurgia, sem qualquer benefício adicional. O laser Er:YAG também é igualmente eficaz para a cirurgia dos tecidos moles, uma vez que este laser tem uma elevada absorção de água entre os lasers dentários e a largura da camada termicamente afetada após a irradiação com o laser Er:YAG foi mínima. Por conseguinte, o efeito hemostático foi mais fraco do que com outros lasers, mas a cicatrização da ferida com laser foi relativamente rápida e comparável à de uma ferida com bisturi.Recentemente, os lasers têm sido amplamente utilizados clinicamente na cirurgia de retalho. Basicamente, os lasers têm as vantagens potenciais de ação bactericida, efeito de desintoxicação e remoção do revestimento epitelial e do tecido de granulação, que são propriedades desejáveis para o tratamento de bolsas periodontais durante a cirurgia de retalho. Em procedimentos cirúrgicos periodontais como o desbridamento de retalhos abertos, a utilização de lasers para a remoção de tecido de granulação parece ser segura e eficaz, com resultados equivalentes ou mesmo superiores aos dos métodos mecânicos convencionais. Embora a utilização de lasers em cirurgia óssea ofereça algumas vantagens em relação aos instrumentos mecânicos convencionais, as preocupações expressas em alguns estudos ainda se justificam para o cirurgião geral. Atualmente, o laser Er:YAG é seguro e útil para a cirurgia óssea periodontal em procedimentos como a remoção ou o recontorno ósseo, quando utilizado simultaneamente com irrigação salina e quando a resistência da transição do osso recém-formado sobre o osso solto na superfície tratada não é um pré-requisito. São necessários mais estudos para estabelecer a fiabilidade deste procedimento para a cirurgia óssea ressectiva e para esclarecer o benefício adicional da aplicação do laser.

Os estudos histológicos que examinam a ligação periodontal às superfícies radiculares tratadas com laser também não são conclusivos, embora alguns estudos sugiram que o tratamento com laser pode promover a formação de novo cemento. O laser Er:YAG pode ser uma abordagem potencial para o tratamento abrangente de tecidos moles e duros em bolsas periodontais e defeitos intra-ósseos. No entanto, não existem tendências claras que demonstrem a superioridade do laser em relação ao tratamento mecânico convencional. É necessário efetuar mais estudos clínicos e histológicos que avaliem a cicatrização periodontal após o tratamento não cirúrgico de lesões periodontais com laser para avaliar o valor do laser no desbridamento de depósitos microbianos nas superfícies radiculares.Para utilizar os lasers com segurança numa clínica, o profissional deve ter um conhecimento profundo das caraterísticas e dos efeitos de cada sistema de laser e das suas aplicações, bem como uma compreensão abrangente dos procedimentos de tratamento convencionais e, por fim, ter o cuidado adequado ao utilizá-los. Um procedimento fiável para a aplicação do laser na terapia periodontal não cirúrgica deve ser determinado por estudos adicionais.

Referências:

1. AAP. O Comité de Investigação, Ciência e Terapia da Academia Americana de Periodontologia: Lasers em Periodontologia (Relatório da Academia), da autoria de Cohen RE e Ammons WF, revisto por Rossman JA. J Periodontol2002: 73: 1231-1239.
2. Aleo JJ, De Renzis FA, Farber PA, Varboncocur AP. A presença e a atividade biológica das endotoxinas ligadas ao cemento. J Periodontol 1974: 45: 672-675.
3. Academia Americana de Periodontologia, Diretrizes para a terapia periodontal. J Periodontol 2001; 72:1624-1628.
4. Academia Americana de Periodontologia. Sonic and ultrasonic scalers in periodontology (position paper). J Periodontol 2000;71:1792-1801.
5. Ando Y, Aoki A, Watanabe H, Ishikawa I. Efeito bactericida do laser YAG de érbio em bactérias periodontopáticas. Lasers Surg Med 1996: 19: 190-200.
6. Aoki A, Ando Y, Watanabe H, Ishikawa I. Estudos in vitro sobre a remoção de cálculos subgengivais com um laser erbium:YAG. J Periodontol 1994: 65: 1097-1106.
7. Aoki A, Ishikawa I. Aplicação do laser Er:YAG para o tratamento estético dos tecidos moles periodontais. In: Junior A, Pinheiro A, Pecora J, editores. 9º Congresso Internacional de Lasers em Odontologia. São Paulo: MEDIMOND, 2005: 1-6.
8. Aoki A, Sasaki KM, Watanabe H, Ishikawa I. Laser na terapia periodontal não cirúrgica. Periodontol 2000, 2004: 36: 59-97.
9. Arnabat-Dominguez J, Espana-Tost AJ, Berini-Aytes L, Gay-Escoda C. Aplicação do laser Erbium:YAG na segunda fase da cirurgia de implantes: um estudo piloto em 20 pacientes. Int J Oral Maxillofac Implants 2003: 18: 104- 112.
10. Atsawasuwan P, Greethong K, Nimmanon V. Tratamento da hiperpigmentação gengival para fins estéticos com o laser Nd:YAG: relato de 4 casos. J Periodontol 2000: 71: 315-321.
11. Augthun M, Tinschert J, Huber A. Estudos in vitro sobre o efeito de métodos de limpeza em diferentes superfícies de implantes. J Periodontol 1998: 69: 857-864.
12. AYCO. D. Lorents, D. Huestis. Excimer e lasers de transferência de energia. Laser Spectroscopy 1975.
13. Baderston A, Nilveus R, Egelberg J. Efeito da terapia não cirúrgica. I. Periodontite moderadamente avançada. J Clin. Periodontol 1981; 8:57-72.

14. Baderston A, Nilveus R, Egelberg J. Efeito da terapia não cirúrgica. III. instrumentação única versus instrumentação repetida. J Clin. Periodontol 1984; 11:114124.

15. Ball KA. Nurs Clin North Am. 1990 Sep; 25(3):619-34.

16. Barone A, Covani U, Crepsi R, Romanos GE. Alterações morfológicas da superfície radicular após irradiação com laser de CO2 focado versus desfocado: uma análise de microscopia eletrónica de varrimento. J Periodontol 2002: 73: 370-373.

17. Becker W, Becker BE, Ochsenbein C, et al. Um estudo longitudinal que compara a destartarização, a cirurgia óssea e os procedimentos de Widman modificados. Resultados após um ano. J Periodontol 1988; 59:351-365.

18. Belal MH, Watanabe H, Ichinose S, Ishikawa I. Efeito do laser Er:YAG em combinação com rhPDGF-BB na fixação de fibroblastos em cultura nas superfícies radiculares periodontalmente afectadas. J Periodontol 2007: 78: 1329-1341.

19. Blomlof J & Lindskog S. Root surface texture and early cell and tissue colonisation after different etching modalities, European journal of oral sciences, 1995; 103, 17-24.

20. Blomlof J P, Blomlof L B, Lindskog S F. Smear removal and collagen exposure after non-surgical root planing followed by EDTA gel preparation. J Periodontol 1996; 67:841-845.

21. Blomlof J. P., Blomlof L.B. e Lindskog S.F.. A smear layer formada por diferentes métodos de aplainamento radicular e a sua remoção por uma preparação de gel de ácido etilenodiaminotetracético. Int J Periodont Rest Dent 1997:17, 242-249.

22. Boretti G, Zappa U, Graf H, Case D. Efeitos a curto prazo da terapia de fase I na população de células creviculares. J Periodontol 1995; 66:235-240.

23. Bowers GM, Chadroff B, Carnevale R, Mellonig J, Corio R, Emerson J. Avaliação histológica da formação de novos aparelhos de fixação em humanos. Parte I. J Periodontol 1989; 60: 664-674.

24. Brunsvold MA, Mellonig JT. <u>Enxertos ósseos e regeneração periodontal.</u> Periodontol 2000. 1993 Fev; 1:80-91.

25. Buser D, Schenk RK, Steinemann S, Fiorellini JP, Fox CH, Stich H. Influência das caraterísticas da superfície na integração óssea de implantes de titânio. Um estudo histomorfométrico em porcos em miniatura. J Biomed Mater Res 1991: 25: 889- 902.

26. Caffesse RG, Ramfjord SP, Nasjleti CE. Retalhos periodontais em bisel

invertido em macacos. J Periodontol 1968; 39:219-235.

27. Caffesse RG, Smith BA, Castelli WA, Nasjleti CE. Nova fixação por regeneração tecidual guiada em cães beagle. J Periodontol 1988; 59:589-594.

28. Carlsson L, Rostlund T, Albrektsson B, Albrektsson T. Momentos de remoção para implantes de titânio polidos e rugosos. Int J Oral Maxillofac Implants 1988: 3: 21-24.

29. Caton J.G. e Greenstein, G. Factores associados à regeneração periodontal. Periodontol 2000: 1993:1, 9-15.

30. Caton JG, Zander HA. Fixação entre o dente e a gengiva após o alisamento radicular periodontal e curetagem de tecidos moles. J Periodontol 1979; 50:462-466.

31. Centty IG, Blank LW, Levy BA, Romberg E, Barnes DM. Laser de dióxido de carbono para desepitelização de retalhos periodontais. J Periodontol 1997: 68: 763-769.

32. Cercek, J. F., Kiger, R. D., Garrett, S. e Egelberg, J. Efeitos relativos do controlo da placa bacteriana e da instrumentação nos parâmetros clínicos da doença periodontal humana. J Clin Periodontol 1983; 10:46-56.

33. Chace R. Curetagem subgengival na terapia periodontal. J Periodontol 1974; 45:107-109.

34. Chun - Chan Ting, Mitsuo Fukuda, Tomisha Watanbe, Tsunehiro Aoki, Atushi Sanaoka e Toshihide Noguchi. Efeitos da irradiação laser Er, Cr:YSGG na superfície radicular: análise morfológica e eficiência da remoção de cálculos. J Periodontol 2007: 78: 2156-2164.

35. Cobb CM, McCawley TK, Killoy WJ. Um estudo preliminar dos efeitos do laser Nd:YAG nas superfícies radiculares e na microflora subgengival in vivo. J Periodontol 1992: 63: 701- 707.

36. Cobb CM. O significado clínico da terapia periodontal não cirúrgica: uma perspetiva baseada em evidências sobre a destartarização e o alisamento radicular. J Clin Periodontol 2002; 9(Suppl. 2):6-16.

37. Cobb CM. Lasers em periodontologia: uma revisão da literatura. J Periodontal 2006: 77: 545-564.

38. Coffelt DW, Cobb CM, MacNeill S, Rapley JW, Killoy WJ. Determinação do limiar da densidade de energia para a ablação de bactérias por laser. Um estudo in vitro. J Clin Periodontol 1997: 24: 1-7.

39. Coluzzi DJ, Convissar RA. Aplicações do laser em prótese fixa. In: Coluzzi DJ, Convissar RA, editores. Atlas de aplicações de laser em medicina dentária. Hanover Park, IL: Quintessence Publishing Co. 2007: 91-116.

40. Crespi R, Barcon A, Covanie U. Avaliação histológica de três métodos de superfície radicular periodontal em humanos. J Periodontol 2005; 76:476-481.

41. Crespi R, Cappare P, Toscanelli I, Gherlone E, Romanos GE. Efeitos do laser Er:YAG versus bisturi ultrassónico no tratamento periodontal: um estudo clínico de boca dividida com acompanhamento de 2 anos. J Periodontol 2007: 78: 11951200.

42. Crespi R, Covani U, Margarone JE, Andreana S. Regeneração dos tecidos periodontais em cães beagle após terapia laser. Lasers Surg Med 1997: 21: 395-402.

43. Crespi R, Romanos GE, Cassinelli C, Gherlone E. Efeitos do laser Er:YAG e do tratamento ultrassónico na fixação dos fibroblastos às superfícies radiculares: um estudo in vitro. J Periodontol 2006: 77: 1217-1222.

44. Damante Carla A., Sebastia L.A. Greghi, Adriana C.P. Sant'Ana, Euloir Passanezi, and Rumio Taga, Histomorphometric study of the healing of human oral mucosa after gingivoplasty and low-level laser therapy Lasers Surg Med .2004:35:377-384.

45. Deppe H, Horch HH, Henke J, Donath K. Restauração peri-implantar de implantes doentes com o laser de dióxido de carbono. Int J Oral Maxillofac Implants 2001: 16: 659-667.

46. Deppe H, Horch HH, Neff A. Tratamento convencional versus tratamento assistido por laser de CO2 de defeitos peri-implantares com utilização simultânea de fosfato beta-tricálcico puro: um relatório clínico de 5 anos. Int J Oral Maxillofac Implants. 2007: 22: 79-86.

47. Eberhard J, Ehlers H, Falk W, Acil Y, Albers HK, Jepsen S. Eficácia da remoção do cálculo subgengival com o laser Er:YAG em comparação com o desbridamento mecânico: um estudo in situ. J Clin Periodontol 2003: 30: 511-518.

48. Einstein Albert. Zur Quantentheorie der Strahlung [Sobre a Teoria Quântica da Radiação]. Phys. ZS. ; 1917:18:121-128.

49. El-Montaser M, Devlin H, Dickinson MR, Sloan P, Lloyd RE. Osseointegração de implantes de titânio-metal em osso preparado com laser de erbium-YAG. Implant Dent 1999: 8: 79-85.

50. Folwaczny M, Benner KU, Plasskamp B, Mehl A, Hickel R. Efeitos da irradiação com laser Er:YAG de 2,94 microns em superfícies radiculares tratadas in situ: Um estudo histológico. J Periodontol 2003: 74: 360-365.

51. Folwaczny M, Mehl A, Aggstaller H, Hickel R. Efeitos antimicrobianos da irradiação laser Er:YAG de 2,94 microns nas superfícies radiculares: um estudo in vitro. J Clin Periodontol 2002: 29: 73- 78

52. Fox SC, Moriarty JD, Kusy RP. Os efeitos da destartarização de uma superfície de implante de titânio com instrumentos de metal e plástico: Um estudo in vitro. J Periodontol 1990: 61: 485-490.

53. Frentzen M, Braun A, Aniol D, Er:YAG laser scaling of diseased root surfaces. J Periodontol 2002: 73: 524-530.

54. Friedmann A, Antic L, Bernimoulin JP, Purucker P. Fixação in vitro de osteoblastos em superfícies de titânio rugosas contaminadas tratadas com um laser Er:YAG. J Biomed Mater Res A: 2006: 79: 53-60.

55. Gaspirc B, Skaleric U, Morfologia, estrutura química e processos de difusão da superfície da rppt após irradiação com laser Er:YAG e Nd:YAG. J.Clin. Periodontol, 2001:28:508-516.

56. Gaspirc B, Skaleric U. Avaliação clínica do tratamento cirúrgico periodontal com um laser Er:YAG: resultados de 5 anos. J Periodontol 2007: 78: 1864-1871.

57. Gerspach Irmgard Hauser-, Stefan Stubinger, Jurg Meyer, Bactericidal effects of different laser systems on bacteria adhering to dental implant surfaces: an in vitro study comparing zirconia with titanium. Clin. Oral Impl. Res. 2010; 21, 277-283.

58. Gestrelius S., Andersson C, Johansson A.C., Persson E, Brodin A, Rydhag L, e Hammerstrom L, formulação do derivado da matriz do esmalte para revestimento de superfície, cinética e colonização celular. J Clin Periodontol 1997:24, 678-684.

59. Giannelli Marco, Daniele Bani, Alessia Tani, Alessandro Pini, Martina Margheri, Sandra Zecchi-Orlandini, Paolo Tonelli e Lucia Formigli, avaliação in vitro dos efeitos da irradiação laser Nd:YAG de baixa intensidade na reação inflamatória provocada por lipopolissacárido bacteriano aderente a implantes dentários de titânio. J Periodontol 2009: 80: 977-984.

60. Gobara, a utilização do laser de díodo de 810 nm na cirurgia periodontal a laser de tecidos moles (gengivectomia) em comparação com o método convencional em pacientes sudaneses.

61. Goharkhay K., A. Moritz, P. Wilder-Smith, U. Schoop, W. Kluger, S. Jakolitsch, e W. Sperr, Effects on Oral Soft Tissue Produced by a Diode Laser In Vitro. Lasers Surg Med. 1999; 25:401-406.

62. Goldman B. Efeitos do laser na cárie dentária. J Dent Res1972; 51:455-460.

63. Goldman M., Fitzpatrick R. Cutaneous laser surgery. St. Louis: The CV Mosby Company; 1994:5:20-24.

64. Gopin BW, Cobb CM, Rapley JW, Killoy WJ. Avaliação histológica da fixação de tecidos moles em superfícies radiculares tratadas com laser de CO2: Um estudo in vitro. Int J Periodont Rest Dent 1997: 17: 317-

325.

65. Gordon, H.J.Zeiger, C.H.Townes, *Phys. Rev.* 1954; 95, 282.

66. Gottlow J, Nyman S, Karring T, Lindhe J. Karring T. e Wennstrom J. Formação de novas ligações no periodonto humano através de regeneração tecidular guiada. Relato de casos. J Clin Periodontol 1986; 13: 604-616.

67. Gottlow J, Nyman S, Karring T, Lindhe J. New attachment formation as a result of controlled tissue regeneration. J Clin Periodontol 1984; 11: 494-503.

68. Guare Renata de Oliveira, Soraya Carvalho Costa, Fernando Baeder, Luiz Antonio de Souza Merli, Maria Teresa Botti Rodrigues Dos Santos, Aumento gengival induzido por drogas: controle do biofilme e terapia cirúrgica com laser de diodo de arseneto de gálio e alumínio (GaAlAs) - um acompanhamento de 2 anos Spec Care Dentist, 2010: 30(2): 46-52.

69. Hale GM, Querry MR. Constantes ópticas da água na gama de comprimentos de onda de 200 nm a 200 lm. Appl Optics 1973: 12: 555-563.

70. Hammerstrom, L., Matriz do esmalte, desenvolvimento e regeneração do cimento. J Clin. Periodontol. 1997:24, 658-668.

71. Hammerstrom, L., Heijl, L. e Gestrelius S. Regeneração periodontal num modelo de deiscência bucal em macacos após a aplicação de proteínas da matriz do esmalte. J Clin. Periodontol. 1997;24: 669-677.

72. Hatfield CG, Baumhammers A. Efeitos citotóxicos das superfícies periodontalmente afectadas dos dentes humanos. Arch Oral Biol, 1971; 16:465-468.

73. Hatit Ben Y, Blum R, Severin C, Maquin M, Jabro MH. Efeitos de um laser Nd:YAG pulsado na flora bacteriana subgengival e no cemento: um estudo in vivo. J ClinLaserMed Surg. 1996: 14: 137-143.

74. Holbrrok WP, Muir KF, Macphee IT, Ross PW. Exame bacteriológico do aerossol dos scalers ultra-sónicos. Br Dent J 1978; 144:245-247.

75. Horton JE, Tarpley TM Jr, Wood LD. A cicatrização de defeitos cirúrgicos no osso alveolar criados com instrumentos ultra-sónicos, cinzéis e brocas rotativas. Oral Surg Oral Med Oral Pathol 1975: 39: 536-546.

76. Ishikawa I, Aoki A, Takasaki AA. Potenciais aplicações do laser erbium:YAG em periodontologia. J Periodontal Res 2004: 39: 275-285.

77. Ishikawa I, Aoki A, Takasaki AA.J Int Acad Periodont. 2008 Jan; 10(1):22-30. revisão

78. Ishikawa I, Sculean A. Medicina dentária a laser em periodontologia. In: Gutknecht N, editor. 1º Workshop Internacional de Medicina Dentária Baseada em Evidências sobre Lasers em Medicina Dentária. Vaals, Países Baixos: Quintessence Publishing Co. 2007: 115-128.

79. Israel M, Rossmann JA, Froum SJ. Utilização do laser de dióxido de carbono para retardar a migração epitelial: um estudo histológico piloto em humanos utilizando relatos de casos. J Periodontol 1995; 66:197-204.

80. Israel M., Cobb C.M., Rossmann .J.A. and Spencer P, The effects of CO_2, Nd:YAG and Er:YAG lasers with and without surface cooling on tooth root surfaces. Um estudo in vitro. J Clin. Periodontol. 1997; 24, 595-602.

81. Ivonne G. Centty, Lawrence W. Blank, Bernard A. Levy, Elaine Romberg e Douglas M. Barnes. Laser de dióxido de carbono para desepitelização de retalhos periodontais. J Periodontol 1997; 68:763-769.

82. Jakse Norbert, Michael Payer, Stefan Tangl, Andrea Berghold, Robert Kirmeier, Martin Lorenzoni. Influência do tratamento com laser de baixa intensidade na regeneração óssea e na osseointegração de implantes dentários após aumento do seio maxilar: um estudo experimental em ovinos. Clin. Oral Impl. Res. 18, 2007; 517-524.

83. Javan, WR Bennet, e DR Herriott, Phys. Rev. Letters1961:6, 106.

84. John L. Powell, Cheryl L. Bailey, Ashley T. Coopland, Christopher N. Otis, James L. Frank, MD, e Irving Meyer, Nd:YAG Laser Excision of a Giant Gingival Pyogenic Granuloma of Pregnancy. Lasers Surg Med 1994; 14:178-183.

85. Johnson R, Waerhaug J. Efeito da antiformina no tecido gengival. J Periodontol 1956; 27:24-28.

86. Karring ES, Stavropoulos A, Ellegaard B, Karring T. Tratamento da peri-implantite com o sistema Vetor. Clin Oral Implants Res 2005: 16: 288293.

87. Karring T, A Sculean, J Theilade, N Lioubavila. O potencial regenerativo das fibras de oxitalina. Um estudo experimental em macacos. J Clin Periodontol 1997: 24: 932-936.

88. Karring, T. Lindhe, J., e Cortellini P. Regenerative periodontal therapy. Clin. Oral Impl. Dent. 1997; 3 597-646.

89. Kato T, Kusakari H, Hoshino E. Bactericidal efficacy of carbon dioxide laser against bacteria-contaminated titanium implants and subsequent cellular adhesion in the irradiated area. Lasers Surg Med 1998: 23:

299-309.

90. Kesler G, Romanos G, Koren R. Utilização do laser Er:YAG para melhorar a osseointegração de implantes de liga de titânio - uma comparação da cicatrização óssea. Int J Oral Maxillofac Implants 2006: 21: 375-379.

91. Kim Y.-D., S.-S. Kim, D.-S. Hwang, G.-C. Kim, S.-H. Shin, U.-K. Kim, J.-R. Kim e I.-K. Chung. Efeito do tratamento com laser de baixa intensidade após a colocação de implantes de titânio - investigação imunohistoquímica do fator de crescimento endotelial vascular: um estudo experimental em ratos. Laser Phys. Lett. 2007,4, no. 9, 681-685.

92. Kim Yong-Deok, Sung-Sik Kim, Dae-Seok Hwang, Sung-Gil Kim, Yong-Hoon Kwon, Sang-Hun Shin, Uk-Kyu Kim, Jong-Ryoul Kim e In-Kyo Chung. Efeito do tratamento com laser de baixa intensidade após a colocação de um implante dentário de titânio - investigação imunohistoquímica de RANKL, RANK, OPG: um estudo experimental em ratos. Lasers em Cirurgia e Medicina .2007; 39:441-450.

93. Knowles J, Burgett F, Morrison E, Nissle R, Ramfjord S. Comparação dos resultados após três modalidades de terapia periodontal em função do tipo de dente e da profundidade da bolsa inicial. J Clin Periodontol 1980; 7:32-47.

94. Kreisler M, Al Haj H, d Hoedt B. Alterações de temperatura na interface implante-osso durante a descontaminação simulada da superfície com um laser Er:YAG. Int J Prosthodont 2002: 15: 582-587.

95. Kreisler M, Al Haj H, Gotz H, Duschner H, d_Hoedt B. Effect of simulated CO_2 and GaAlAs laser surface decontamination on temperature changes in Ti-Plasma sprayed dental implants. Lasers Surg Med 2002: 30: 233-239.

96. Kreisler M, Gotz H, Duschner H. Efeito da irradiação com laser Nd:YAG, Ho:YAG, Er:YAG, CO_2 e GaAIAs nas propriedades da superfície de implantes dentários endósseos. Int J Oral Maxillofac Implants 2002: 17: 202-211.

97. Kreisler M, Kohnen W, Christoffers AB, Gotz H, Jansen B, Duschner H, d_Hoedt B. Avaliação in vitro da biocompatibilidade de superfícies de implantes contaminadas tratadas com um laser Er: YAG e um sistema de pó de ar. Clin Oral Implants Res 2005: 16: 36-43.

98. Kreisler M, Kohnen W, Marinello C, Gotz H, Duschner H, Jansen B, d Hoedt B. Bactericidal effect of the Er:YAG laser on dental implant surfaces: an in vitro study. J Periodontol 2002: 73: 1292-1298.

99. Kreisler Matthias, Ann B. Christoffers, Haitham Al-Haj, Brita

Willershausen e Bernd d'Hoedt, Laser de Diodo de Baixo Nível 809-nm Induzido In Vitro Estimulação da Proliferação de Fibroblastos Gengivais Humanos. Lasers Surg Med 2002;30: 365-369.

100. Kutsch K. Lasers em medicina dentária: uma comparação de comprimentos de onda. J Am Dent Assoc 1993; 124:49-54.

101. Labanca M, Azzola F, Vinci R, Rodella LF. Cirurgia piezoeléctrica: vinte anos de aplicação. Br J Oral Maxillofac Surg 2008: 46: 265-269.

102. Laurell L, Cicatrização periodontal após destartarização e alisamento radicular com os scalers sónicos sonicflex e titan-S, Swed Dent. Journal 1990, 14, 171177.

103. Leticia H. Theodoro, Patricia Haypek, Luciano Buchmann, Valdir G. Garcia, Jose E.C. Sampaio, Denise M. ZeZell e Carlos de P. Eduardo. Efeito da irradiação com laser Er:YAG e laser de diodo na superfície radicular: análise morfológica e térmica. J Periodontol 1974: 45: 672-675 e J Periodontol 2003: 74: 838-843.

104. Lindhe J, Westfelt E, Nyman S, Socransky SS, Haffajee AD. Long-term effects of surgical/nonsurgical treatment of periodontal disease (Efeitos a longo prazo do tratamento cirúrgico/não cirúrgico da doença periodontal). J Clin. Periodontol 1984; 11:448-458.

105. Liu CM, Hou LT, Wong MY, Lan WH. Comparação do laser Nd:YAG com a destartarização e alisamento radicular na terapia periodontal. J Periodontol 1999: 70: 1276-1282.

106. Lopez NJ. Regeneração do tecido conjuntivo em raízes periodontalmente doentes, aplainadas e condicionadas com ácido cítrico e implantadas na mucosa oral. J Periodontol 1984: 55: 381-390.

107. Lowenguth RA, Blieden TM. <u>Regeneração periodontal: desmineralização da superfície radicular.</u> Periodontal 2000. 1993 Fev; 1:54-68.

108. Luomanen M, Meurman JH, Lehto VP. Matriz extracelular na cicatrização da ferida incisional com laser de CO2. J Oral Pathol 1987: 16: 322-331.

109. Lynch, S.E., Williams, R.C., Polson, A.M., Howell, T.H., Reddy, M.S., Zappa, U.E. e Antoniades, H.N. Uma combinação de factores de crescimento derivados de plaquetas e semelhantes à insulina melhora a regeneração periodontal. J Clin. Periodontol. 1989;16, 545-548.

110. Magnusson I, Nyman S, Karring T, Egelberg J. Formação de ligação de tecido conjuntivo após exclusão do tecido conjuntivo gengival e do epitélio durante a cicatrização. J Periodont Res 1985; 20:201-208.

111. Maiman T.H. Radiação ótica estimulada no rubi. Nature 1960, 187, 493494.

112. Maruyama Hiroaki, Akira Aoki, Katia Miyuki Sasaki, Aristeo Atsushi

Takasaki, Kengo Iwasaki, Shizuko Ichinose, Shigeru Oda, Isao Ishikawa, e Yuichi Izumi,. O efeito do condicionamento químico e/ou mecânico no cemento radicular tratado com laser Er:YAG: análise da morfologia da superfície e da ligação dos fibroblastos ao ligamento periodontal. Lasers Surg Med. 2008; 40:211-222.

113. Matsuyama T, Aoki A, Oda S, Yoneyama T, Ishikawa I. Efeitos da irradiação laser Er:YAG em materiais de implantes de titânio e superfícies contaminadas de pilares de implantes. J Clin Laser Med Surg 2003: 21: 7-17.

114. Mavrogiannis M, Ellis JS, Seymour RA, Thomason JM. A eficácia de três técnicas cirúrgicas diferentes no tratamento do crescimento gengival induzido por fármacos. J Clin Periodontol 2006; 33: 677-682.

115. Mayers PD, Tussing G, Wentz FM. A resposta histológica da gengiva clinicamente normal ao congelamento. J Periodontol 1971; 42:346-352.

116. Mellonig, J.T. Derivado da matriz de esmalte para cirurgia periodontal reconstrutiva. Técnica e relato de caso histológico. Int J Periodont Rest Dent.1999; 19, 8-19.

117. Misra V, Mehrotra KK, Dixit J, Maitra SC. Efeito de um laser de dióxido de carbono nas superfícies radiculares periodontalmente afectadas. J Periodontol 1999: 70: 1046-1052.

118. Miyazaki A, Yamaguchi T, Nishikata J, Okuda K, Suda S, Orima K, Kobayashi T, Yamazaki K, Yoshikawa E, Yoshie H. Efeitos do tratamento com laser Nd:YAG e CO2 e ultra-sons

119. Mizutani Koji, Akira Aoki, Aristeo Atsushi Takasaki, Atsuhiro Kinoshita, Chie Hayashi, Shigeru Oda, e Isao Ishikawa, Periodontal Tissue Healing Following Flap Surgery Using an Er:YAG Laser in Dogs. Lasers Surg Med. 2006; 38:314-324.

120. Moritz A, Schoop U, Goharkhay K, Schauer P, Doertbudak O, Wernisch J, Sperr W. Treatment of periodontal pockets with a diode laser. Lasers Surg Med 1998: 22: 302-311.

121. Morlock BJ, Pippin DJ, Cobb CM, Killoy WJ, Rapley JW. O efeito da irradiação do laser Nd:YAG nas superfícies radiculares quando utilizado como adjuvante do alisamento radicular: um estudo in vitro. J Periodontol 1992: 63: 637-641.

122. Mouhyi J, Sennerby L, Nammour S, Guillaume P, Van Reck J. Aumento da temperatura durante a descontaminação da superfície de implantes de titânio com um laser de CO2. Clin Oral Implants Res 1999: 10: 54-61.

123. Myers TD. Dent Manage. 1989 Apr; 29(4):26-8, 30.

124. Myers WD, Myers TD, Marks RG, Stone RM.J Am Intraocul Implant Soc. 1985 Jan; 11(1):35-6.

125. Nakamura Y, Hossain M, Hirayama K, Matsumoto K. Um estudo clínico sobre a remoção da pigmentação da melanina gengival com o laser de CO2. Lasers Surg Med 1999: 25: 140-147.

126. Neil ME, Mellonig JT. Eficácia clínica do laser Nd:YAG na terapia combinada da periodontite. Pract Periodontics Aesthet Dent 1997: 9: 1-5.

127. Nelson JS, Yow L, Liaw LH, Macleay L, Zavar RB, Orenstein A, Wright WH, Andrews JJ, Berns MW. Ablação de osso e metacrilato com um protótipo de laser erbium:YAG. Lasers Surg Med 1988: 8: 494-500.

128. Nuss RC, Fabian RL, Sarkar R, Puliafito CA. Ablação óssea por laser infravermelho. Lasers Surg Med 1988: 8: 381-391.

129. Nyman S, Gottlow J, Karring T, Lindhe J. O potencial regenerativo do ligamento periodontal. Um estudo experimental em macacos. J Clin Periodontol 1982; 9:257-265.

130. Nyman S, Lindhe J, Karring T, Rylander H. Nova fixação após tratamento cirúrgico da doença periodontal humana. J Clin Periodontol 1982; 9:290-296.

131. O'Leary, T.J., A influência da investigação na destartarização e alisamento radicular. J. Periodontol 1986; 57, 69-75.

132. Auster DK, Parker WB, Gher ME. Laser de CO2 e alterações de temperatura em implantes de titânio. J Periodontal 1995: 66: 1017-1024.

133. Ozcelik O, Haytac MC, Kunin A, Seydaoglu G. Melhoria da cicatrização de feridas por irradiação laser de baixa intensidade após cirurgia de gengivectomia: Um estudo piloto clínico controlado. J Clin Periodontol 2008; 35: 250-254.

134. Pant V, Dixit J, Agrawal AK, Seth PK, Pant AB. O comportamento das células do ligamento periodontal humano em superfícies radiculares de dentina irradiadas com laser de CO2: um estudo in vitro. J Periodont Res 2004; 39; 373-379.

135. Papadaki M, Doukas A, Farinelli WA, Kaban L, Troulis M. Osteotomia vertical do ramo com laser Er:YAG: um estudo de viabilidade. Int J Oral Maxillofac Surg 2007: 36: 1193-1197.

136. Patel CKN. Laser de CO2 N2 de alta potência em CW. Applied Physics Letters.1965; 7:15-17.

137. Persson Leif G., Jafaar Mouhyi, Tord Berglundh, Lars Sennerby, Jan Lindhe, Laser de Dióxido de Carbono e Condicionamento com Peróxido de Hidrogénio no Tratamento da Periimplantite: Um Estudo

Experimental em Cães. Clin Oral Implants Res 2004: 6, 4-8.

138. Petersen R B: The potential use of CO2-laser gingivectomy for phenytoin induced gingival hyperplasia in mentally retarded patients, J Clin Periodontol 1993; 20: 729-731.

139. Pick RM, Colvard MD. Estado atual do laser na cirurgia dos tecidos moles dentários. J Periodontol 1993: 64: 589-602.

140. Pick RM, Pecaro BC, Silberman CJ. Gengivectomia a laser. A utilização do laser de CO2 para a remoção da hiperplasia de fenitoína. J Periodontol 1985: 56: 492-496.

141. Pihlstrom BL, McHugh RB, Oliphant TH, Ortiz-Campos C. Comparação do tratamento cirúrgico e não cirúrgico da doença periodontal. Uma revisão de estudos recentes e resultados adicionais aos 6-1/2 anos. J Clin Periodontol 1983; 10:524-541.

142. Pihlstrom BL, Ortiz-Campos C, McHugh RB. Um ensaio aleatório de quatro anos de terapia periodontal. J Periodontol 1981; 52:227-242.

143. Polanyi TG, Bredemeier HC, Davis TW Jr.Med Biol Eng. 1970 Nov; 8(6):541-8.

144. Polson A M, Fredrick GT, Ladenheim S, Hanes PJ. A criação de uma camada de esfregaço na superfície da raiz por instrumentação e a sua remoção por ácido cítrico. J Periodontol 1984: 55: 443-446.

145. Radvar M, MacFarlane TW, MacKenzie D, Whitters CJ, Payne AP, Kinane DF. Uma avaliação do laser Nd:YAG na terapia de bolsas periodontais. Br Dent J 1996: 180: 57-62.

146. Rafael R. de Oliveira, Humberto O, Schwarz-Filho, Arthur B Novaes JR. e Mario Taba Jr. Terapia fotodinâmica antimicrobiana no tratamento não-cirúrgico da periodontite agressiva: um ensaio clínico preliminar controlado e randomizado. J Periodontol 2007: 78: 965-973.

147. Ramfjord SP, Caffesse RG, Morrison EC, et al. 4 modalidades de tratamento periodontal comparadas ao longo de 5 anos. J Clin Periodontol 1987; 14:445-452.

148. Ramfjord SP, Knowles JW, Nissle RR, Burgett FG, Shick RA. Resultados após três modalidades de terapia periodontal. J Periodontol 1975; 46:522-526.

149. Ramfjord SP, Nissle RR. O retalho de Widman modificado. J Periodontol 1974; 45:601-607.

150. Ramfjord SP. Estado atual do procedimento do retalho de Widman modificado. J Periodontol 1977; 48:558-565.

151. Ramjford SP. Aplainamento radicular e curetagem. Int. dent. Journal. 1980; 30, 93-100.

152. Romanos G, Nentwig GH. Laser de díodo (980 nm) em cirurgia oral e

maxilofacial: Observações clínicas baseadas em aplicações clínicas. J Clin Laser Med Surg 1999: 17: 193-197.

153. Romanos GE, Everts H, Nentwig GH. Efeitos da irradiação com laser de díodo e Nd:YAG em discos de titânio: Um estudo de microscopia eletrónica de varrimento. J Periodontol 2000: 71: 810-815

154. Roos-Jansaker AM, Renvert S, Egelberg J. Tratamento de infecções peri-implantares: Uma revisão da literatura. J Clin Periodontol 2003: 30: 467-485.

155. Rosa DS, Aranha AC, Eduardo Cde P, Aoki A. Tratamento estético da hiperpigmentação da melanina gengival com o laser Er:YAG: observações clínicas a curto prazo e acompanhamento dos pacientes. J Periodontol 2007: 78: 2018-2025.

156. Rossmann JA, McQuade M, Turunden D. Retardamento da migração epitelial em macacos utilizando um laser de dióxido de carbono: um estudo em animais. J Periodontol 1992; 63:902-907.

157. Rossmann JS, Gottlieb S, Koudelka BM, McQuade MJ. Efeitos da irradiação do laser de CO2 na gengiva. J Periodontol 1987; 58:423-425.

158. Rupprecht S, Tangermann K, Kessler P, Neukam FW, Wiltfang J. Osteotomia com laser Er:YAG com sistemas controlados por sensores. J Craniomaxillofac Surg 2003: 31: 337- 342.

159. Salina S, Maiorana C, Iezzi G, Colombo A, Fontana F, Piattelli A. Avaliação histológica da osseointegração de mini-implantes em tíbias de coelho em locais preparados com um laser Er:YAG em comparação com locais preparados com brocas convencionais. J Long Term Eff Med Implants 2006: 16: 145-156.

160. Sasaki KM, Aoki A, Ichinose S, Yoshino T, Yamada S, Ishikawa I. Microscopia eletrónica de varrimento e análise de espetroscopia de infravermelhos com transformada de Fourier da remoção óssea com lasers Er:YAG e CO2. J Periodontal 2002: 73: 643-652.

161. Schawlow, AL, e Townes, CH, Phys. Rev., 1958; 112, 1940-1945.

162. Schlee M, Steigmann M, Bratu E, Garg AK. Piezocirurgia: Noções básicas e possibilidades. Implant Dent 2006: 15: 334-340.

163. Schwarz F, Bieling K, Bonsmann M, Latz T, Becker J. Tratamento não cirúrgico de lesões de peri-implantite moderadas e avançadas: Um ensaio clínico controlado. Clin Oral Investig 2006: 10: 279-288.

164. Schwarz F, Bieling K, Nuesry E, Sculean A, Becker J. Padrão de cicatrização clínica e histológica de lesões de peri-implantite após tratamento não cirúrgico com um laser Er:YAG. Lasers Surg Med 2006: 38: 663-671.

165. Schwarz F, Jepsen S, Herten M, Sager M, Rothamel D, Becker J.

Influência de diferentes abordagens de tratamento na cicatrização não submersa e submersa de lesões de peri-implantite induzidas por ligaduras: um estudo experimental em cães. J Clin Periodontol 2006: 33: 584-595.

166. Schwarz F, Olivier W, HertenM, Sager M, Chaker A, Becker J. Influência da preparação do leito do implante com um laser Er:YAG na osseointegração de implantes de titânio: um estudo histomorfométrico em cães. J Oral Rehabil 2007: 34: 273-281.

167. Schwarz F, Papanicolau P, Rothamel D, Beck B, Herten M, Becker J. Influência da remoção do biofilme de placa na restauração da biocompatibilidade de superfícies de titânio contaminadas. J Biomed Mater Res A 2006: 77: 437-444.

168. Schwarz F, Rothamel D, Sculean A, Georg T, Scherbaum W, Becker J. Efeitos de um laser Er:YAG e do sistema de ultra-sons vectoriais na biocompatibilidade de implantes de titânio em culturas de células semelhantes a osteoblastos humanos. Clin Oral Implants Res 2003: 14: 784-792.

169. Schwarz F, Sculean A, Berakdar M, Georg T, Reich E, Becker J. Avaliação clínica de um laser Er:YAG em combinação com destartarização e alisamento radicular para tratamento periodontal não cirúrgico. Um estudo clínico prospetivo e controlado. J Clin Periodontol 2003: 30: 26-34.

170. Schwarz F, Sculean A, Berakdar M, Georg T, Reich E, Becker J. Tratamento periodontal com um laser Er:YAG ou destartarização e alisamento radicular. Um estudo de acompanhamento de 2 anos em boca dividida. J Periodontol 2003: 74: 590-596.

171. Schwarz F, Sculean A, Romanos G, Herten M, Horn N, Scherbaum W, Becker J. Influência de diferentes abordagens de tratamento na remoção de biofilmes de placa bacteriana iniciais e na viabilidade dos osteoblastos SAOS2 que crescem em implantes de titânio. Clin Oral Investig 2005: 9: 111-117.

172. Schwarz F, Sculean A, Rothamel D, Schwenzer K, Georg T, Becker J. Avaliação clínica de um laser Er:YAG para o tratamento não cirúrgico da peri-implantite: um estudo piloto. Clin Oral Implants Res 2005: 16: 44-52.

173. Sculean A, , Windish P, Chintenella J.C., Donos N, Brex M, and Reich E, Treatment of infrabony defects with enamel matrix proteins and guided tissue regeneration. Um estudo clínico prospetivo controlado. J Clin Periodontol. 1999; 28: 397-403.

174. Sculean A, Donos N, Windish P, Brex M, Gera I, Reich E e Karring T. Cicatrização de defeitos infra-ósseos humanos após tratamento com

proteínas da matriz do esmalte ou regeneração tecidular guiada. J Periodont Res 1999; 34: 310-322.

175. Shalabi MM, Gortemaker A, Vant Hof MA, Jansen JA, Creugers NH. Rugosidade da superfície do implante e cicatrização óssea: uma revisão sistemática. J Dent Res 2006: 85: 496-500.

176. Shibli JA, Martins MC, Nociti FH Jr, Garcia VG, Marcantonio E Jr. Tratamento da peri-implantite induzida por ligadura por meio de Fotossensibilização e regeneração óssea guiada: um estudo histológico preliminar em cães. J Periodontol 2003: 74: 338-345.

177. Silvestri M, Ricci G, Rasperini G, Sartori S e Catteneo V. Comparação do tratamento de defeitos infra-ósseos com derivado da matriz do esmalte, regeneração tecidular guiada, membrana não reabsorvível e retalho de Widman modificado. Um estudo piloto. J Clin. Periodontol. 2000; 27, 603-610.

178. Snitzer, J. Appl. Phys. 1961: 32, 36-38.

179. Stern R, Vahl J, Sognnaes R. Lased enamel: Ultrastructural observations of the effects of pulsed carbon dioxide lasers. J Dent Res 1972; 51:455-460.

180. Stone S, Ramfjord SP, Waldron J. Raspagem e curetagem gengival. Um estudo radioautográfico. J Periodontol 1966; 37:415-430.

181. Stubinger S, Henke J, Donath K, Deppe H. Regeneração óssea após restauração peri-implantar com o laser de CO2: um estudo microscópico de fluorescência. Int J Oral Maxillofac Implants 2005: 20: 203-210.

182. Stubinger Stefan, Frank Homann, Christof Etter, Miroslaw Miskiewicz, Marco Wieland, e Robert Sader, Effect of Er:YAG, CO2 and Diode Laser Irradiation on Surface Properties of Zirconia Endosseous Dental Implants. Lasers Surg Med. 2008; 40:223-228.

183. Takasaki AA, Aoki A, Mizutani K, Kikuchi S, Oda S, Ishikawa I. Terapia laser Er:YAG para infeção peri-implantar: um estudo histológico. Lasers Med Sci. 2007: 22: 143- 157.

184. Tal H, Oegiesser D, Tal M. Despigmentação gengival por laser Erbium:YAG: observações clínicas e reacções dos pacientes. J Periodontol 2003: 74: 1660-1667.

185. Tal H, Stahl SS. Eliminação do epitélio da cicatrização de feridas periodontais pós-operatórias através de tratamento criogénico. Observações iniciais. J Periodontol 1985; 56:488-491.

186. Torafson T, Kinger R, Selving K, Egleberg. J. Melhorias clínicas na condição gengival após instrumentação ultra-sónica versus manual das bolsas periodontais. J Clin. Periodontol 1979; 6:165-176.

187. Tracey Robort , Cirurgia de tecidos moles. Utilização do laser Er,Cr:YSGG. Dentistry Today, fevereiro, 2008.

188. Vaderhobli Ram M, , Joel M. White, , Christine Le, , Sunita Ho, e Richard Jordan, Estudo in vitro dos efeitos nos tecidos moles dos parâmetros do laser de CO2 pulsado em microssegundos durante a incisão de tecidos moles e o desbridamento sulcular. Lasers Surg Med 2010; 42:257-263.

189. Waerhaug J, Loe H. Efeito da cânfora de fenol no tecido gengival. J Periodontol 1958; 29:59-66.

190. Walsh JT Jr, Flotte TJ, Deutsch TF. Er:YAG laser ablation of tissue: effect of pulse duration and tissue type on thermal damage. Lasers Surg Med 1989: 9: 314-326.

191. Wang HL, Greenwell H. Terapia periodontal cirúrgica. Periodontol 2000; 2001; 25:89-99.

192. Watanabe H, Ishikawa I, Suzuki M, Hasegawa K. Avaliações clínicas do laser de érbio:YAG para cirurgia e descamação de tecidos moles. J Clin Laser Med Surg 1996: 14: 67-75.

193. White JM, Goodis HE, Cohen JN. Redução bacteriana de dentina contaminada por laser Nd:YAG. J Dent Res 1991: 70: 412.

194. Wigdor H, Abt E, Ashrafi S, Walsh JT Jr. J Am Dent Assoc. 1993 Feb;124(2):65-70.

195. Williams TM, Cobb CM, Rapley JW, Killoy WJ. Avaliação histológica do osso alveolar após a remoção de tecido conjuntivo de defeitos periodontais com laser de CO2. Int J Periodontics Restorative Dent 1995: 15: 497506.

196. Yamagachi et al (1997) Yamaguchi H, Kobayashi K, Osada R, Sakuraba E, Nomura T, Arai T, Nakamura J. Effects of irradiation of an erbium:YAG laser on root surfaces. J Periodontol 1997: 68: 1151-1155.

197. Yeh S, Jain K, Andreana S. Utilização de um laser de díodo para expor implantes dentários na segunda fase da cirurgia. Gen Dent 2005: 53: 414-417.

198. Youn JI, Sweet P, Peavy GM. Uma comparação da remoção de massa, danos térmicos e morfologia da cratera na ablação de osso cortical com comprimentos de onda de 2,79, 2,9, 6,1 e 6,45 microns. Lasers Surg Med 2007: 39: 332-340.

199. Yousuf A, Hossain M, Nakamura Y, Yamada Y, Kinoshita J, Matsumoto K. Remoção da pigmentação da melanina gengival com o laser de díodo semicondutor: relato de um caso. J Clin Laser Med Surg 2000: 18: 263-266.
200. Yukna R.A. & Mellonig J.T., Histological evaluation of periodontal healing in humans after regenerative therapy with enamel matrix derivative. Uma série de 10 casos. J.Periodontol, 2000; 71, 752-759.
201. Zaret. Int Ophthalmol Clin. 1966 Summer; 6(2):285-91.

Índice

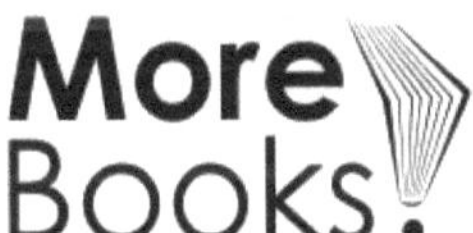

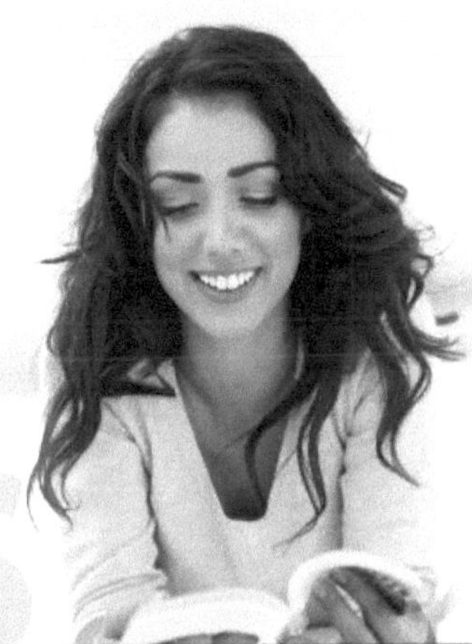

I want morebooks!

Buy your books fast and straightforward online - at one of world's fastest growing online book stores! Environmentally sound due to Print-on-Demand technologies.

Buy your books online at
www.morebooks.shop

Compre os seus livros mais rápido e diretamente na internet, em uma das livrarias on-line com o maior crescimento no mundo! Produção que protege o meio ambiente através das tecnologias de impressão sob demanda.

Compre os seus livros on-line em
www.morebooks.shop

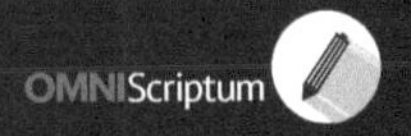